现代社区护理丛书

老年慢性病康复护理

章冬瑛　陈雪萍　编著

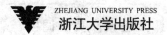

ZHEJIANG UNIVERSITY PRESS
浙江大学出版社

图书在版编目（CIP）数据

老年慢性病康复护理 / 章冬瑛,陈雪萍编著. —杭州：
浙江大学出版社,2009.7(2020.8重印)
（现代社区护理丛书）
ISBN 978-7-308-06805-5

Ⅰ.老… Ⅱ.①章…②陈… Ⅲ.老年病:慢性病－康复
医学:护理学 Ⅳ.R473

中国版本图书馆 CIP 数据核字（2009）第 083017 号

老年慢性病康复护理

章冬瑛 陈雪萍 编著

丛书策划	阮海潮（ruanhc@zju.edu.cn）
责任编辑	阮海潮
封面设计	俞亚彤
出版发行	浙江大学出版社
	（杭州市天目山路 148 号　邮政编码 310007）
	（网址：http://www.zjupress.com）
排　版	杭州大漠照排印刷有限公司
印　刷	嘉兴华源印刷厂
开　本	787mm×960mm　1/16
印　张	13.5
字　数	228 千
版印次	2009 年 7 月第 1 版　2020 年 8 月第 9 次印刷
书　号	ISBN 978-7-308-06805-5
定　价	28.00 元

现代社区护理丛书

《老年慢性病康复护理》
编委会名单

序

　　随着社会老龄化进程的加快,养老问题已成为政府和社会关注的热点问题。2008年2月21日,全国老龄办发布了《我国城市居家养老服务研究》的研究报告,报告指出:目前,我国60岁及以上老年人口已经超过1.49亿,占总人口的11%以上。浙江省作为在全国继上海之后率先成为"老年型人口"的省份,人口老龄化的发展速度在未来几十年内将保持高速增长,预计到21世纪40年代老年人口总数从现在的640万猛增至1470万,全省每3人中就会有1位老人。与此同时,威胁人类健康的老年慢性病的发病率也在不断增大,且随着老年人年龄的增高而增多,脑卒中、高血压、冠心病、糖尿病和骨关节疾病等容易导致各种并发症和功能障碍,不仅严重损害老年人的健康与生命质量,而且给家庭、社会带来了沉重的经济和照料负担。但与之相对应的却是养老服务市场不规范,护理人员专业素质低、老年康复护理专业知识缺乏等问题,远远不能满足老年人及老年慢性病患者日益增长的服务需求,这从一定程度上制约了养老服务事业的发展。

　　为提高老年护理人员素质,改善老年护理人员的知识结构,增强其康复护理技能,最大限度地减轻老年慢性病患者的功能障碍,减少并发症或二次损害,有效提高老年人的生命和生活质量,从而推进我国养老服务事业的发展,杭州师范大学护理学院和杭州市社会福利中心在《老年康复护理规范的理论与实践研究》基础上,组织编写了《老年慢性病康复护理》,作为老年护理人员培训用书。本书将最新的理论与临床实际相联系,以图解形式详细介绍了老年慢性病康复训练的具体方法,直观实用,可操作性强,是广大从事养老护理工作者学习、掌握和运用康复技能的工具书,也可作为老年慢性病患者自我康复训练的参考书。本书的出版为养老机构介入康复护理实践作出了可贵的贡献,对养老机构推进康复服务有一定的指导意义。

近年来,各级政府不断加大对养老服务事业的投入,养老服务事业发展较快,养老机构康复护理方面的人员需求也较大,未来养老人才发展机遇很好。愿有志于老年护理的同志努力学习、运用康复护理技能,为老年慢性病患者服务,为提高老年慢性病患者生活自理能力和生命质量,延长其健康寿命发挥积极的作用。

2009. 3. 16

前　　言

　　老年是人生经历中最长的一个时期,从 60 岁到八九十岁,还有二三十年的人生历程,老年期的生存质量是非常重要的。随着年龄的增长,人体的内脏、骨关节和肌肉存在着不同程度的退行性改变,功能逐渐衰退,再加上慢性病的影响,易使老年人行动受限,从而进一步影响身心健康,生活质量下降。

　　适宜的康复护理可帮助老年人及老年慢性病患者维持和改善肢体功能,延缓衰退,尽可能地维持老年人自理生活的能力,提高老年人的生存质量。

　　为使社区护理人员、老年护理人员及老年人自身掌握最基本的康复知识和康复技能,我们特组织编写了这本书。我们与杭州市社会福利中心合作,在老年护理实践中介入和推广康复护理,并在实践中不断完善。

　　本书以培养应用型、技能型人才为指导思想,全书分三章,第一章为康复护理总论,第二章为常用康复护理技术,第三章为常见老年慢性病的康复。编写过程中为便于理解,努力做到多用图解而少用文字,全书附有 300 余幅图片。本书有四大特点:① 所讲康复护理技术经临床验证科学有效,操作性强;② 图解清晰,直观易懂;③ 讲解简明,方法具体;④ 内容系统,创新实用。书末还附有根据实际情况而编写的适合各种慢性疾病的康复健身操。

　　本书的编写和出版得到了浙江省卫生厅相关课题的立项支持。

　　由于编写是个探索性的工作,再加上编写者水平有限,本书难免存在不足之处,恳请专家、学者批评指正,以便在再版时修正。

作　者

2009 年 6 月

目　　录

第一章

康复护理总论

第一节　康复护理概论

一、康复与康复医学

（一）康复

康复，原意是指"复原"，即"恢复原来的良好状态"。在现代医学领域里，康复是指综合地、协调地应用医学的、社会的、教育的、职业的措施以减轻病伤残者的身心和社会功能障碍，使其得到整体康复而重返社会。由此可见，康复领域包括以下几个方面：

1. 医学康复

医学康复是利用医疗护理手段促进康复，包括医学领域使用的一切治疗护理方法和康复所特有的医疗护理措施、功能训练等，在我国还要发挥传统医学的优势，将中药、针灸、推拿、气功等康复技术合理地应用于康复治疗中。

2. 教育康复

教育康复是通过对残疾人的各种特殊教育和培训以促进健康，分两种情况：对肢体功能障碍的残疾人进行普通教育，包括"九年义务教育"及中高等教育;对盲、聋哑儿童、弱智儿童、肢体伤残儿童等类型的残疾人进行特殊教育,如盲校、聋哑学校和弱智儿童学校等。

3. 社会康复

社会康复是指从社会的角度采取与社会生活相关的措施,维护残疾人的权利、尊严,帮助他们解决各种困难,改善生活、福利条件,接纳他们参加到全面的社会生活中来,使其适应家庭、工作、社会环境,充分参与社会活动,促进残疾人重返社会。

4. 职业康复

职业康复是指训练就业能力,恢复就业资格,取得就业机会。协助残疾人妥善选择能够充分发挥其潜在能力的合适职业,并帮助他们切实适应和充分胜任这一工作,实现人的价值和尊严,取得独立的经济能力并贡献于社会。

(二)康复医学

康复医学是一门研究有关促进残疾人及患者康复的医学科学和技术。其目的是通过物理疗法、作业疗法、生活训练、技能训练、语言训练、心理咨询等手段,使病伤残者尽快地得到最大限度的恢复,使身体残留部分的功能得到最充分的发挥,达到最大可能的生活自理、劳动和工作能力,为重返社会打下基础。因此,康复医学和保健医学、预防医学、临床医学共同组成了全面医学。

二、康复护理学

康复护理学是根据总的康复医疗计划,围绕全面康复(躯体的、精神的、职业的和社会的)的目标,紧密配合其他康复工作人员,对伤、病、残而造成的功能障碍患者所采取的一系列护理措施。

康复护理的目的是减轻患者的痛苦,促进康复,使患者尽量减少继发性功能障碍,残余功能得到维持和强化,最大限度地恢复生活自理能力,提高生活质量,早日回归社会。它是康复医学十分重要的组成部分。康复护理发挥着其他医疗活动不可替代的作用。

(一)康复护理的对象

1. 残疾者

残疾包括肢体、器官和脏器等损害所引起的各类残疾者,有肢体残疾、视力残疾、听力残疾、语言残疾、智力残疾、精神残疾、脏器残疾等。

2. 急性伤病后及手术后的患者

急性伤病后及手术后的患者,无论是处在早期还是恢复期或后遗症期,只要存在功能障碍,就是康复护理的对象。早期康复主要在专科医院或综合性医院住院期间进行,恢复期和后遗症期康复则主要是出院以后在康复中心或养老院进行。

3. 慢性病患者

很多慢性病患者病程缓慢进展或反复发作,致使相应的脏器与器官出现功能障碍,而功能障碍又加重了原发病的病情,形成恶性循环。对慢性病患者的康复护理可帮助其功能恢复,同时也有助于防止原发病的进一步发展。

4. 年老体弱者

老年人机体的脏器和器官存在不同程度的退行性改变,功能逐渐衰退,甚至功能障碍,这严重影响他们的健康。康复护理措施有利于延缓衰老的过程,提高年老体弱者的生活质量。

(二)康复护理的内容和原则

1. 康复护理的内容

康复护理内容以减轻功能障碍为核心,主要有以下几个方面:

(1)预防畸形和并发症　这对协助指导下肢瘫痪和长期卧床患者的康复尤其重要,主要护理措施有:变更体位和姿势;配合进行运动疗法,如被动运动、主动运动、主动-助力运动、抗阻力运动,重点是关节活动度训练,避免因长期不动而引起的功能性衰退和僵硬;摆好良肢位,预防关节畸形、肌肉挛缩;预防压疮等并发症的发生,尽最大的努力减轻残疾。

(2)促进日常生活活动能力的恢复　对躯体残疾者,康复护理人员应学习掌握与日常生活活动有密切联系的运动疗法、作业疗法,采取各种措施指导他们最大限度地提高日常生活自理能力。在日常生活活动能力的训练方面,主要是指导残疾者进行床上活动、就餐、穿衣、入浴、排泄、使用家庭用具、移动体位等。在步行训练方面,训练适应和学会平稳站立,训练动作移位,指导使用轮椅或持拐杖、手杖步行。

(3)指导残疾者使用假肢、矫形器械　要求康复护理人员掌握各类假肢和矫形器械的性能、使用方法及注意事项,根据残疾者的不同情况选择假肢和矫形器械,并指导患者训练和使用。

2. 康复护理的原则

康复护理工作中要坚持以下基本原则：

（1）高度重视心理护理　康复患者突然面对因伤病致残所造成的生活、工作和活动能力的障碍或丧失，从而产生悲观、气馁、绝望、急躁的情绪，心理状态严重失常；老年人因离开工作岗位，加上老年病的折磨，也往往具有不良的心理状态；要求患者和康复护理人员有足够的耐心和信心，坚持不懈地、长期地进行训练。康复护理人员要根据患者已经发生或可能发生的各种心理障碍和行为异常，应用良好的行为和语言，使他们得到安慰、帮助和鼓励，建立起生活的信心，克服残疾给生活、工作、学习带来的困难，并愿意接受各种康复护理措施。

（2）变替代护理为自我护理　在康复护理中，不仅要照料好残疾者已经残损的肢体和器官，做好生活护理，更重要的是帮助、启发、指导和训练残疾者尽可能地进行自我生活护理，康复护理的方法不是靠"替代"可以解决的，而是应充分发挥患者健全肢体和器官的作用，以补偿残损的部分，要引导、鼓励患者自己照顾自己，尽量做自己力所能及的日常生活活动，例如就餐、穿脱衣服、整理床铺和个人卫生等，恢复他们的自我生活能力，以适应新的生活，为重返社会创造条件。

（3）功能训练贯穿始终　早期的功能锻炼，可以预防残疾的发生与发展及继发性残疾。后期的功能训练可最大限度地保存和恢复机体的功能。康复人员应了解患者残存功能的性质、程度、范围，在总体康复治疗计划下，结合康复护理特点，坚持不懈、持之以恒地对患者进行康复功能训练，从而促进功能的早日恢复。

（4）功能训练与日常生活活动相结合　康复护理中要注重实用性，功能训练的内容尽量与患者的日常生活活动相结合，与患者的家庭、社区环境相结合，促进患者生活自理能力的提高，达到更好的康复效果。

三、康复护理与临床护理的区别

康复护理与临床护理虽然都是护理领域中的重要组成部分，有着共同的护理理念，但两者侧重点不同。康复护理的治疗对象是慢性病患者、老年病和伤残患者，是疾病所引起的功能障碍。康复护理使用的是专门的康复技术，强调患者的积极参与，并以主动性训练为主，使功能障碍得到最大可能的改善,以提高患者的日常生活自理能力。而临床护理的对象为临床各个学科的各种疾病,目的是配合医生抢救生命、治愈疾病,对疾病所致的功能障碍和残疾的功能恢复有一定的局限性,患者以被动地接受护理为主。所以康复护理既不是医疗后的延续,也不是临床护理的重复,应早期介入。

> ■ **想一想,做一做**
>
> 　　1. 什么是康复、康复护理?
> 　　2. 康复护理与临床护理有什么区别?
> 　　3. 试述康复护理的对象、内容及原则。

第二节　康复护理评估

■ **学习目标**

　　1. 熟悉残疾的概念和分类。
　　2. 熟悉手法肌力检查的分级标准。
　　3. 掌握关节活动的方向和主要关节的正常活动范围。
　　4. 了解步态的基本组成及常见病理性步态的临床特点。
　　5. 掌握日常生活活动能力的概念,Barthel 指数评估的内容和方法。
　　6. 了解功能独立性评估的内容和方法。

　　评估又称评价、评定。康复护理评估是收集患者的有关资料,采用一定的方法有效和准确地评定患者的功能障碍种类、性质、部位、范围、严重程度和预后的过程,为设计康复护理目标,制定康复护理措施提供依据。

一、残疾评估

　　残疾是指各种原因造成的躯体、心理、社会适应等方面的功能缺陷,经过临床治疗无法克服,并将长期、持续、永久存在。致残的原因有:疾病、营养不良、遗传、意外事故、理化因素、社会及心理因素。残疾人是康复护理工作的主要对象。

（一）世界卫生组织关于残疾的分类

世界卫生组织（WHO）的"国际病损、失能、残障分类标准"颁布于 1980年，它根据残疾的性质、程度和影响，将残疾分为病损、失能、残障。

（1）病损　病损又称残损，是指生物器官系统水平上的残疾。如第 4腰椎骨折后导致马尾神经损伤患者，胫骨前肌肌力减退，出现足下垂，影响步态，但仍能缓慢跛行，日常生活可以自理。

病损可分为 9 大类：视力、听力、语言、认知、运动、心理、内脏病损、畸形、多种综合病损。

（2）失能　是个体水平上的残疾，由于残损使个人日常生活能力受限或缺乏。如脑血管意外造成患者偏瘫，明显影响了患者行走、吃饭、穿衣等日常生活活动。

活动受限可分为：行为、运动、生活自理、交流、技能活动、特殊技能、环境适应、其他活动方面的残疾。

（3）残障　是社会水平的残疾，由于残损或残疾，限制或阻碍了患者正常的社会活动、交往和适应能力。如颈 6 水平的完全脊髓损伤患者出现四肢瘫痪，丧失了活动和行走能力，日常生活依赖他人照顾，与社会的接触、交往基本隔绝，不能发挥应有的社会角色作用。

残障可分为：身体自主、定向识别、行动、就业、经济自立、社会活动及其他残障。

（二）我国关于残疾的分类

我国五类残疾的划分标准是于 1986 年经国务院批准正式颁布的。这一分类符合我国现阶段对残疾人康复、福利、社会救助的实际需要。具体分类如下：① 视力残疾；② 听力语言残疾；③ 智力残疾；④ 肢体残疾；⑤ 精神残疾。

二、肌力测定

肌力是指肌肉收缩的力量。肌力测定是测定受试者在主动运动时肌肉或肌群的力量，以评估肌肉的功能状态。肌力测定对肌肉骨骼系统、神经系统病损，尤其对周围神经系统病损的功能评估十分重要。常用的肌力测定方法有手法肌力检查和器械肌力测定。

（一）手法肌力检查

手法肌力检查以其简易有效，不受器械、地点的限制，至今仍被广泛使用。检查时使受检者肌肉在一定的姿势下做标准的测试动作，观察其完成动作的能力。

1. 分级标准

手法肌力检查通常采用6级分级法。各级肌力的具体标准见表1-1所示。

表1-1　肌力分级标准

级别	名　　称	标　　准	相当于正常肌力的百分比（%）
0	零（O）	无可测知的肌肉收缩	0
1	微缩（T）	有轻微收缩，但不能引起关节运动	10
2	差（P）	在减重状态下能做关节全范围运动	25
3	可（F）	能抗重力做关节全范围运动，但不能抗阻力	50
4	良好（G）	能抗重力、抗中等阻力运动	75
5	正常（N）	能抗重力、抗充分阻力运动	100

2. 注意事项

（1）采用正确的测试姿势和体位，防止某些肌肉对受试的无力肌肉的替代作用；

（2）选择适当的测试时间，疲劳时、运动后或饱餐后不宜进行；

（3）测试时应左右比较，尤其在4级和5级肌力难以鉴别时，更应做与对侧的对比观察；

（4）固定近侧关节，防止关节代偿运动；

（5）肌力达4级以上时，抗阻须连续施加，并保持与运动相反的方向；

（6）一般不适用于中枢神经系统病损所致痉挛的患者。

（二）器械肌力检查

在肌力较强（超过3级）时，为了进一步作较准确的定量评估，可用专门的器械进行测试。常用的方法有握力测试、捏力测试、背肌力测试、四肢肌群肌力测试等。

三、肌张力评估

肌张力是指在肌肉放松状态下,被动活动肢体或按压肌肉时所感觉到的阻力。肌张力是维持身体各种姿势以及正常活动的基础。

（一）肌张力分类

（1）正常肌张力　被动活动时,没有阻力突然增高或降低的感觉。

（2）高张力　肌肉张力增加,高于正常休息状态下的肌肉张力。

（3）低张力　肌肉张力降低,低于正常休息状态下的肌肉张力。

（4）张力障碍　肌肉张力紊乱,或高或低,无规律地交替出现。

（二）肌张力分级

临床上常用手法检查,根据肢体进行被动运动时所感受的阻力来进行分级评估。

1. 临床分级

肌张力临床分级是一种定量评估方法,检查者根据被动活动肢体时所感觉到的肢体反应或阻力将其分为0～4级（表1-2）。

表1-2　肌张力分级

等　级	肌张力	标　准
0	软瘫	被动活动肢体无反应
1	低张力	被动活动肢体反应减弱
2	正常张力	被动活动肢体反应正常
3	轻、中度高张力	被动活动肢体有阻力反应
4	重度高张力	被动活动肢体有持续性阻力反应

2. 痉挛分级

传统的痉挛分级方法主要是根据痉挛的程度,分为轻度(S)、中度(SS)、重度(SSS)三个等级,由于这种方法只能大致区分痉挛,比较粗略,目前应用较少。现大多采用 Ashworth 痉挛量表（表1-3）。

表 1-3　Ashworth 痉挛分级

等　级	标　　准
0	肌张力不增加,被动活动患侧肢体在整个范围内均无阻力
1	肌张力轻度增加,被动活动患侧肢体有轻微的阻力
2	肌张力中度增加,被动活动患侧肢体阻力较大,但仍然较容易活动
3	肌张力重度增加,被动活动患侧肢体比较困难
4	肌张力极度增加,患侧肢体不能被动活动,肢体僵硬于屈曲或伸展位

四、关节活动范围评估

关节活动范围(ROM)是指关节运动时所通过的最大弧度,常以度数表示。因关节活动有主动和被动之分,所以关节活动范围也分为主动的和被动的。主动关节活动范围是指被检查者做肌肉随意收缩时带动相应关节的活动范围;被动关节活动范围是指被检查者肌肉完全松弛的情况下,由外力作用于关节而发生运动的范围。

关节活动范围测试是评估肌肉、骨骼、神经病损患者的基本步骤,也是评估关节运动功能障碍的重要方法。

(一)测量工具与测量方式

1. 测量工具

(1)通用量角器　通用量角器由一半圆规或全圆规加一条固定臂及一条移动臂构成(图 1-1)。此量角器主要用来测量四肢各大关节的活动度。

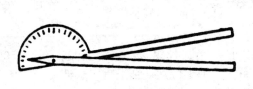
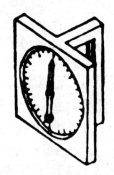

图 1-1　通用量角器　　　　图 1-2　方盘量角器

（2）方盘量角器 方盘量角器结构为一正方形，正面有圆形刻度的木盘，其中心有一可旋转的指针，后方再加把手构成，指针由于重心在下而始终指向正上方（图1-2）。方盘量角器检查法的优点有：不用确定骨性标志，操作较方便、迅速，精确度也较高。

（3）其他工具 ① 尺子或带子，用来测量两骨点之间的距离；② 可展性金属线，用来测量肢体、手指的形状等。

2. 测量方式

临床上主要使用180°方式。使用180°方式时，对所有关节来说，0°是开始位置；对大多数运动来说，解剖位就是开始位，180°是重叠在发生运动的人体一个平面上的半圆。关节的运动轴心就是这个半圆周或运动弧的轴心，所有关节均是在0°开始并向180°方向增加。

（二）主要关节的测量方法

1. 上肢主要关节活动范围的测量方法（表1-4）

表1-4 上肢主要关节活动范围测量方法

关节	运动	受检查体位	量角器放置方法			正常活动范围
			轴心	固定臂	移动臂	
肩	屈、伸	坐或立位，臂置于体侧，肘伸直	肩峰	与腋中线平行	与肱骨纵轴平行	屈：0°～180° 伸：0°～40°
	外展、内收	坐或站位，臂置于体侧，肘伸直	肩峰	与身体中线（脊柱）平行	与肱骨纵轴平行	外展：0°～180° 内收：0°～45°
	内、外旋	仰卧，肩外展90°，肘屈90°	鹰嘴	与腋中线平行	与前臂纵轴平行	各0°～70°
肘	屈、伸	仰卧或坐或立位，臂取解剖位	肱骨外上髁	与肱骨纵轴平行	与桡骨纵轴平行	屈：0°～150° 伸：0°～10°
桡尺	旋前旋后	坐位，上臂置于体侧，肘屈90°	尺骨茎突	与地面垂直	腕关节背面（测旋前）或掌面（测旋后）	各0°～90°

关节	运动	受检查体位	测角计放置方法			正常活动范围
			轴心	固定臂	移动臂	
腕	屈、伸	坐或站位,前臂完全旋前	尺骨茎突	前臂背侧中线	与第二掌骨纵轴平行	屈:0°～80° 伸:0°～70°
	尺、桡侧偏	坐位,屈肘,前臂旋前,腕中立位	腕背侧中点	与前臂纵轴平行	第三掌骨纵轴平行	桡偏:0°～25° 尺偏:0～40°

2. 下肢主要关节活动范围的测量方法(见表1-5)

表1-5　下肢主要关节活动范围测量方法

关节	运动	受检查体位	测角计放置方法			正常活动范围
			轴心	固定臂	移动臂	
髋	屈	仰卧或侧卧,对侧下肢伸直	股骨大转子	与身体纵轴平行	与股骨纵轴平行	0°～130°
	伸	侧卧,被测下肢在上	股骨大转子	与身体纵轴平行	与股骨纵轴平行	0°～15°
	内收、外展	仰卧	髂前上棘	左、右髂前上棘连线的垂直线	与股骨纵轴平行	内收:0°～30° 外展:0°～45°
膝	屈、伸	俯卧或仰卧或坐在椅子边缘	股骨外髁	与股骨纵轴平行	与胫骨纵轴平行	屈:0°～135° 伸:0°～5°

续　表

关节	运动	受检查体位	测角计放置方法			正常活动范围
			轴心	固定臂	移动臂	
踝	背屈 跖屈	仰卧，膝关节屈曲，踝处于中立位	腓骨纵轴线与足外缘交叉处	与腓骨纵轴平行	与第五趾骨纵轴平行	背屈 0°～20° 跖屈 0°～45°

（三）关节活动范围评估的注意事项

正常关节活动范围可因年龄、性别、职业等因素而异，所提供的各关节活动范围的正常值只是平均值的近似值。为使关节活动范围的测量值尽量准确，应注意：

（1）充分暴露受检关节。

（2）采取正确的测试姿势体位，防止邻近关节的替代作用，并提高检查结果的可靠性。

（3）固定好量角器，其轴心应对准关节中心或规定的标志点，关节活动时要防止量角器固定臂移动。

（4）通常先测量关节的主动活动范围，后查被动活动范围。

（5）应与健侧相应关节测量相比较。

（6）避免在按摩、运动及其他康复治疗后立即进行检查。

（7）用不同器械、不同方法测得的结果存有差异，不宜盲目比较。

（8）关节脱位、关节损伤未愈、关节邻近骨折未允许受力、关节周围的软组织术后早期等情况应禁止或慎用测量。

五、步态分析

步态是人行走时的姿态。步态分析采用生物力学的研究方法，是人体运动功能评定的重要手段。步态分析对于正确科学地评定患者的运动功能，选择合适的治疗和康复护理手段以及判断医疗和康复护理效果都具有重要的价值。

（一）正常步态

（1）步长　是指步行时，一侧足跟着地到另一侧足跟着地之间的距离。

正常人双侧下肢的步长差不多,男性步长约为 55～77 厘米,女性步长约为 50～70 厘米。步长的差异主要和身高及步频有关。

(2) 步频　　行走中每分钟步数为步频。正常人一般为 100～120 次/分,女性稍大于男性。

(3) 步态周期　　行走时,一侧足跟着地到该侧足跟再次着地所用的时间,称为一个步态周期。每一步态周期可分为不同的步相和分期。在一个步态周期,有站立相和摆动相两个步相。常速行走时,站立相约占整个步态周期的 60%,而摆动相约占 40%。

(二) 异常步态

因肌力下降,协调功能障碍,双下肢不等长、疼痛、关节活动受限等,可引起不同的异常步态,常见有:

(1) 跛行步态　　双下肢不等长,若在 3 厘米以内,则可通过代偿进行弥补,无明显跛行表现。若双下肢不等长超过 3.5 厘米,则行走时可见短腿着地时同侧骨盆下降,同侧肩峰下斜,并用足尖着地进行代偿,对侧摆动腿、膝、髋关节过度屈曲。

(2) 偏瘫步态　　因下肢肌力下降,伸肌张力增加,下肢挺直,呈轻度内翻和下垂。行走时患腿向外摆,划半圈,故也称划圈步态。患侧上肢屈曲,多见于脑血管病。

(3) 蹒跚步态　　行走时摇晃不稳,躯干左右倾斜,步态长短不一,不能走直线,犹如醉汉,多见于小脑或前庭病变。

(4) 慌张步态　　起步困难,一旦行走则身体前倾,步小且快,不易随意停步,呈前冲状,也称前冲步态。多见于震颤麻痹或基底节区病变。

(5) 痉挛步态　　由于两下肢肌张力明显增强,膝关节伸直,足尖着地,大腿内侧肌群痉挛,故行走时双膝内侧摩擦碰撞,足向对侧交叉,也称为剪刀步态。多见于脑性瘫痪患者。

(6) 减痛步态　　因患肢负重出现疼痛,为避免疼痛,重心由患肢迅速移向健肢,以缩短患肢的支撑期,出现短促步。为避免震动引起疼痛,患者常用足尖行走,避免足跟着地。多见于脊椎、椎间盘、髋关节、膝关节病变。

(7) 跨跃步态　　足下垂,行走时,为避免足尖踢地,患侧下肢抬高,髋关节过度屈曲,呈迈门槛状。见于胫前肌麻痹或腓总神经损伤的患者。

（8）摇摆步态　由于骨盆肌肉及腰肌无力,步行时不能固定骨盆,身体向两侧摇摆。为维持身体重心的平衡,脊柱前凸,行走时状如鸭步。多见于肌营养不良患者。

（三）步态分析的主要用途

（1）评定患者行走时残疾的程度,为制订康复护理计划提供依据。

（2）分析行走功能异常及其机理,使治疗和康复护理方案更具针对性、科学性。

（3）评定康复效果。

（4）为康复治疗和训练用器具以及假肢、矫形器的设计、性能评估提供科学客观的资料。

六、日常生活活动能力评估

日常生活活动能力（ADL）反应了人们在家庭或社区中最基本的能力。狭义的日常生活活动是指人们为了维持生存及适应生存环境而进行的一系列最基本、必须反复进行的、最具有共性的活动,包括进食、穿衣、洗澡、大小便控制、行走等基本的动作和技巧。广义的日常生活活动是指一个人在家庭、工作机构及社区里自己管理自己的能力。除了最基本的生活能力外,还包括与他人交往的能力,以及在经济上、社会上和职业上合理安排生活方式的能力。

（一）评估范围

（1）运动方面　床上运动和转移、室内、室外行走、公共或私人交通工具的使用。

（2）自理方面　更衣、进食、个人清洁、上厕所等。

（3）交流方面　包括打电话、阅读、书写,使用计算机、录音机,识别环境标记等。

（4）家务劳动方面　包括购物、备餐,保管和清洗衣物,清洁家居,照顾孩子,安全使用生活用品、家用电器及安排收支预算等。

（二）评估方法

1. Barthel 指数评估法

Barthel 指数评估法简单,可信度高,灵敏度也高,是目前临床应用最广、研究最多的一种日常生活活动能力的评估方法,它不仅可以用来评估治疗前后的功能状况,而且也可以预测治疗效果、住院时间及预后,具体评定内容见表1-6所示。

表1-6 Barthel ADL 指数评定量表

项 目	分类和评分	评定时间		
		初	中	末
		年/月/日	年/月/日	年/月/日
大便	0＝失禁 5＝偶尔失禁(每周＜1次) 10＝能控制			
小便	0＝失禁 5＝偶尔失禁(每24小时＜1次,每周＞1次) 10＝能控制			
修饰	0＝需帮助 5＝独立洗脸、梳头、刷牙、剃须			
用厕	0＝依赖别人 5＝需部分帮助 10＝自理			
进食	0＝依赖别人 5＝需部分帮助(切面包、夹菜、盛饭) 10＝全面自理			
转移 (床↔椅)	0＝完全依赖别人,不能坐 5＝需大量帮助(2人),能坐 10＝需少量帮助(1人)或指导 15＝自理			
活动 (步行)	0＝不能动 5＝在轮椅上独立行动 10＝需1人帮助步行 15＝独立步行(可用辅助器)			

项　目	分类和评分	评定时间		
		初	中	末
		年/月/日	年/月/日	年/月/日
穿衣	0＝依赖 5＝需一半帮助 10＝自理(系、开纽扣,关、开拉锁和穿鞋等)			
上楼梯	0＝不能 5＝需帮助(体力或语言指导) 10＝自理			
洗澡	0＝依赖 5＝自理			
总　　计				

评出分数,可按以下标准评定其 ADL 能力缺陷程度:

总分为 100 分,得分越高,独立性越强,依赖性越小。若达到 100 分,这并不意味着患者能独立生活,他可能不能烹饪、料理家务和与他人接触,但他不需要照顾,日常生活可以自理。评分结果:<20 分,生活完全需要依赖;20~40 分,生活需要很大帮助;40~60 分,生活需要帮助;>60 分,生活基本自理。Barthel 指数得分 40 分以上者康复治疗的效益最大。

2. 功能独立性评估

功能独立性评估(FIM)能全面、客观地反映残疾者日常生活活动能力。FIM 评估在描述残疾水平和功能独立程度上比 Barthel 指数等评估方法更敏感、更精确,且适用于所有残疾患者。FIM 评估包括六个方面共 18 项功能(表 1-7),每项分 7 级,最高得 7 分,最低得 1 分,总积分最高 126 分,最低 18 分,得分越高,独立水平越好,反之越差。得分的高低以患者是否独立和是否需要他人帮助或使用辅助设备的程度来决定。

表1-7　功能独立性评定量表

项　目	得　分		
	初	中	末
Ⅰ.自理活动 　1.进食 　2.梳洗修饰 　3.沐浴 　4.穿上身衣服 　5.穿下身衣服 　6.上厕所			
Ⅱ.括约肌控制 　7.膀胱管理 　8.大肠管理			
Ⅲ.转移 　9.床、椅、轮椅 　10.坐厕 　11.浴盆、浴室			
Ⅳ.行走 　12.步行/轮椅 　13.上下楼梯			
Ⅴ.交流 　14.理解 　15.表达			
Ⅵ.社会认知 　16.社会交往 　17.解决问题 　18.记忆			
总　计			

　　FIM的功能独立分级,126分:完全独立;108~125分:基本独立;90~107分:极轻度依赖或有条件的独立;72~89分:轻度依赖;54~71分:中度依赖;36~53分:重度依赖;19~35分:极重度依赖;18分及以下:完全依赖。

■ 想一想,做一做

1. 简述国际残疾分类法。

2. 试述手法肌力检查的分级标准。

3. 什么是关节活动范围? 上下肢主要关节的正常活动范围分别是多少?

4. 试述临床步态的观察要点。

5. 什么是日常生活活动能力? 其评估范围有哪些?

6. 患者,男,76 岁,患有慢性疾病,现能够自己进食,独立地进行轮椅和床之间的转移、穿衣及洗漱,如厕时需他人帮助穿脱裤子,偶有尿便失禁,洗澡需要他人帮助,不能上下楼梯。请问该患者适宜用哪种量表评估? 得几分?

第二章

常用康复护理技术

第一节　运动疗法概述

■ **学习目标**

1. 了解运动疗法的概念。
2. 熟悉运动疗法的分类和各种运动方法的定义。
3. 掌握运动疗法的作用和注意事项。
4. 了解运动疗法的适应证。
5. 熟悉关节运动的常用术语。

运动疗法是根据患者的功能状况,运用力学原理,通过手法操作,借助器械或患者自身参与,进行主动或被动运动的方式,达到改善人体功能,促进恢复的一种方法。运动疗法是康复护理的重要方法之一。

运动疗法是物理疗法的主要部分,它和物理因子疗法(电、光、声、磁、热、冷等)构成物理疗法的两大部分。

一、运动疗法的分类

(一)按用力程度分类

1. 被动运动

被动运动是指运动时患者完全不用力,依靠外力的帮助来完成整个运动过程。适用于各种原因引起的肢体功能障碍,同时可缓解肌肉痉挛,恢复和维持关节的活动度。进行被动运动应掌握下列原则:

（1）了解各关节活动受限的程度和受限的原因。

（2）按照各个关节的功能进行各种方向的运动,每种运动每次做 5～10 遍,每日 2 次。

（3）运动应在无痛范围内进行,逐步增大活动范围,动作宜轻柔缓慢,避免拉伤。

（4）运动时一手固定其近端关节以防止代偿性运动,另一手尽量做接近正常范围的关节运动。

（5）采取正确的体位和手法,对患者(尤其是昏迷患者)的各个关节进行正确的运动训练,

2. 助力运动

助力运动是指部分借助外力的辅助,部分由患者主动收缩肌肉来完成整个运动的过程。助力运动是被动运动向主动运动过渡的一个阶段。进行助力运动时应掌握的原则是:

（1）随着患者肌力的逐渐恢复,而逐渐减少外力的辅助量。

（2）运动尽可能在全关节范围进行。

（3）选择适当的辅助设备,尽可能发挥主动运动。

3. 主动运动

主动运动是指整个运动过程无外力的参与,全部由患者主动收缩肌肉来完成。这是康复护理中最常用的运动方法。主动运动训练时应掌握的原则是:

（1）充分调动患者的积极性,坚持主动训练,持之以恒。

（2）选择合适的体位和方法,防止代偿动作出现。

（3）合理掌握运动时间和运动量,每天进行 2 次,每项运动重复 5～10 遍。

4. 抗阻运动

抗阻运动是指在有阻力的情况下由患者主动地进行对抗阻力的运动。阻力可以是徒手性阻力,也可以是运动器械,如沙袋、哑铃、拉力器等。抗阻运动时应掌握的原则是:

（1）合理选择施加阻力的物品,阻力的量应从轻到重。

（2）骨折后患者应注意施加阻力和固定的部位,以免二次损伤。

（3）运动速度应缓慢,肌肉收缩至极限后维持 2～3 秒。

（二）按肌肉收缩类型分类

1. 等长运动

等长运动是指肌肉收缩时长度不变而张力增加，关节不产生运动。多用于早期康复预防，如骨折术后石膏固定期患侧肢体的肌肉训练、腰背痛患者的肌肉力量训练，以防止肌肉废用性萎缩。

2. 等张运动

等张运动是指肌肉收缩时长度改变而张力不变，关节产生运动。等张运动根据肌肉收缩的方向可分两种。

（1）向心性等张运动　是肌肉收缩时两端相互靠近，如屈肘时肱二头肌收缩。

（2）离心性等张运动　是肌肉收缩时两端相互分离，如下蹲时股四头肌收缩。

3. 等速运动

等速运动是指利用专门的设备（如 Cybex 仪器）根据运动过程肌力的大小变化调节外加阻力，使关节依照预先设定的速度运动。

二、运动疗法的作用

（1）促进血液循环，维持和改善运动器官的形态和功能。

（2）加快人体新陈代谢，增强心肺功能。

（3）促进代偿功能的形成和发展，以弥补丧失的功能。

（4）提高神经系统的调节能力，改善情绪。

（5）增强人体内分泌系统的代谢能力，提高人体的免疫功能。

三、运动疗法的临床应用

1. 适应证

（1）运动系统疾病　骨骼、肌肉、软组织疾病导致的运动障碍。

（2）神经系统疾病　脑血管意外、脑性瘫痪、帕金森病、脊髓灰质炎后遗症等。

（3）内脏器官疾病　慢性阻塞性肺病、冠心病、高血压等。

（4）代谢障碍性疾病　肥胖、糖尿病、高脂血症等。

（5）其他　神经官能症、肿瘤术后恢复期等。

2. 禁忌证

严重衰弱、脏器功能失代偿期、感染性疾病、发热、剧烈疼痛、大出血倾向、运动中可能发生严重的合并症者。

四、注意事项

(1)掌握好适应证　针对不同疾病的患者选择相应的运动方法。

(2)注意安全防护　选择好训练场所,训练时要注意安全,避免跌倒损伤。

(3)遵循循序渐进原则　训练时运动内容应由少到多,程度由易到难,运动量由小到大,对患有肢体瘫痪性疾病如偏瘫、截瘫等患者,一般采取"一对一"训练。

(4)鼓励患者持之以恒　大多数运动项目需要经过一段时间训练后,才能逐渐显示疗效,神经系统损害尤其如此,应不断给予鼓励或采取激励方法,帮助患者树立起与疾病作斗争的信心和勇气。

(5)在运动训练中出现不适,如头晕、气短、心悸等,应中止训练。高血压患者要随时测血压,并及时与医生取得联系。

(6)个别对待,及时调整　由于运动治疗处方因人而异,因病而异,所以在护理时也应因人施护,因病施护,严格控制运动量,使患者乐于接受康复训练。

五、运动常用设备

运动疗法所用器械种类很多,常用的设备大致可分为增强肌力的设备、增进关节活动范围的设备、步行训练设备、平衡协调训练设备及运动训练床等几大类。

1. 增强肌力器械（图 2-1）

(1)肋木及肩梯　适用于增加上下肢和躯干的肌力及改善关节活动范围训练。

(2)墙壁拉力器　增加上肢肌力,也可进行关节活动度训练。

(3)功率自行车　增加下肢肌力、关节活动范围。

(4)股四头肌训练椅　增加下肢肌力。

(5)沙袋　增加上、下肢和躯干肌力。

(6)哑铃　增加上肢肌力。

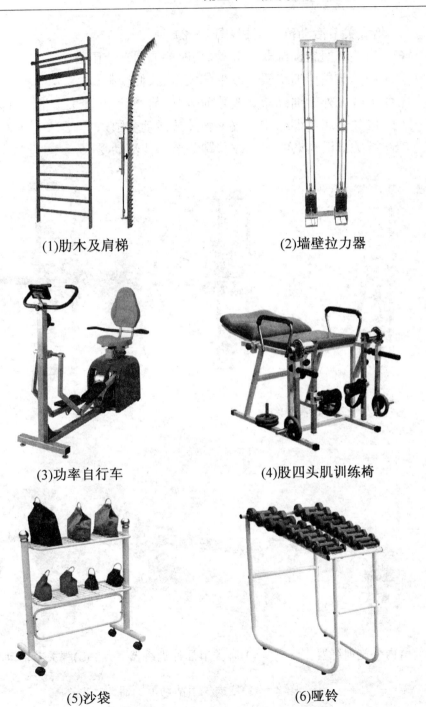

(1)肋木及肩梯

(2)墙壁拉力器

(3)功率自行车

(4)股四头肌训练椅

(5)沙袋

(6)哑铃

图 2-1　增强肌力器械

2. 增大关节活动范围器械(图2-2)

(1)肩关节回旋训练器　改善肩、肘关节活动范围。

(2)腕关节屈伸训练器　改善腕关节屈、伸受限。

(3)前臂内外旋训练器　改善前臂、旋前、旋后与腕关节活动受限。

(4)腕关节屈伸训练器　改善腕关节活动受限。

(5)踝关节活动训练器　改善踝关节屈伸活动受限。

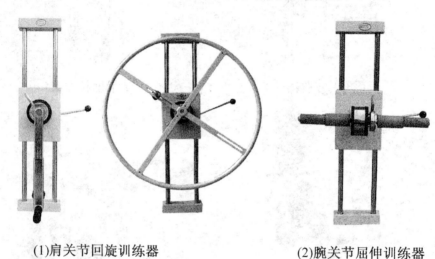

(1)肩关节回旋训练器　　　　　　(2)腕关节屈伸训练器

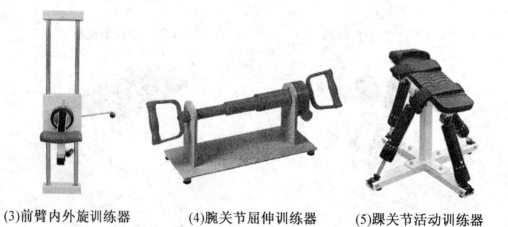

(3)前臂内外旋训练器　　(4)腕关节屈伸训练器　　(5)踝关节活动训练器

图2-2　增大关节活动范围器械

3. 步行器械(图 2-3)

(1) 平行杠 借助平行杠进行步态训练,增加行走的稳定性。平行杠(配矫正板)矫正行走中的足外翻、髋外展,增加行走稳定性。

(2) 步行训练器 ① 双轮助行器:辅助代步用具;② 辅助步行训练器:增加上肢支撑面积,提高辅助步行效果。

(3) 训练用阶梯(双向) 用于恢复日常上下楼功能。

(4) 杖类:辅助步行。

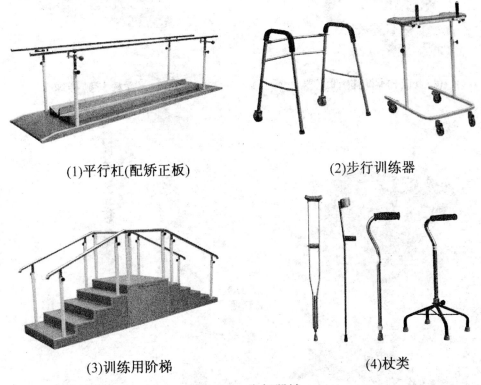

(1)平行杠(配矫正板)　　　　(2)步行训练器

(3)训练用阶梯　　　　(4)杖类

图 2-3 步行器械

4. 平衡协调器械(图 2-4)

(1) 上肢协调功能训练器 训练上肢稳定性、协调性功能,提高上肢的日常活动能力。

(2) 体操棒与抛接球 改善上肢活动范围,提高肢体协调控制及平衡能力。

（3）套圈　训练眼—手协调功能。

（4）木插板　训练眼—手协调功能。

（5）平衡板　训练平衡协调功能。

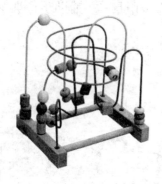

(1)上肢协调功能训练器

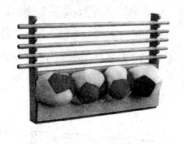

(2)体操棒与抛接球

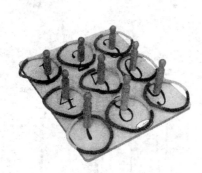

(3)套圈

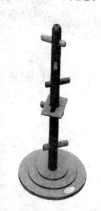

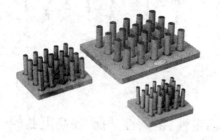

(4)木插板

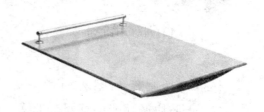

(5)平衡板

图 2-4　平衡协调器械

5. 运动训练床(图2-5)

(1)训练床　训练床上运动。

(2)直立床　恢复站立训练。

(3)功能牵引网架(床)　肌力、关节活动度训练及牵引治疗。

(4)组合软垫　各种垫上运动,包括关节活动度、坐位平衡、卧位医疗体操及卧位肌力训练。

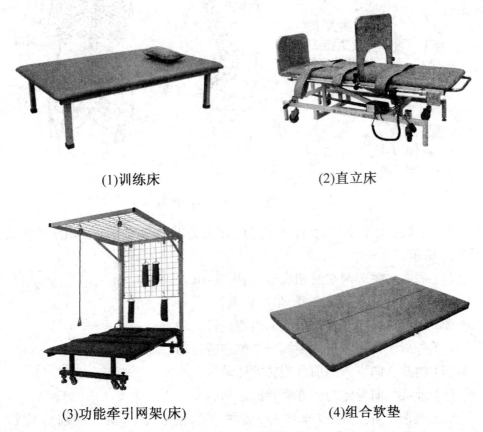

(1)训练床　　　　　　　　　(2)直立床

(3)功能牵引网架(床)　　　　(4)组合软垫

图2-5　运动训练床

六、体表解剖与关节运动

1. 人体共有206块骨头,骨与骨之间主要借助关节连结。人体较大的关节有肩关节、肘关节、桡关节、髋关节、膝关节等,脊椎由颈椎、胸椎、腰椎、骶椎组成(图2-6)。

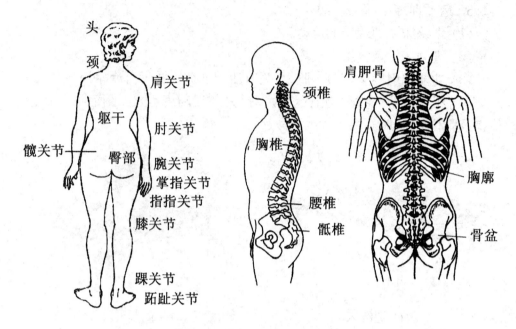

图 2-6　体表解剖学名词图解

2. 人体的关节会产生各种活动,有关关节运动的常用术语图解如图 2-7所示。

（1）屈曲　关节两端互相靠近,角度变小。

（2）伸展　关节彼此分开,角度变大。

（3）内收　指离开身体中线向内侧进行活动。

（4）外展　指离开身体中线向外侧进行活动。

（5）内旋　向身体的前方旋转的运动。

（6）外旋　向身体的后方旋转的运动。

（7）旋前　指上臂位于体侧,屈肘 90°,使手掌面朝下的前臂旋转运动。

（8）旋后　指上臂位于体侧,屈肘 90°,使手掌面朝上的前臂旋转运动。

（9）内翻　指足向内旋转,足底面对内侧的运动。

（10）外翻　指足向外旋转,足底面对外侧的运动。

此外,还有尺偏、桡偏、掌屈、背屈、踝背屈、踝跖屈等。

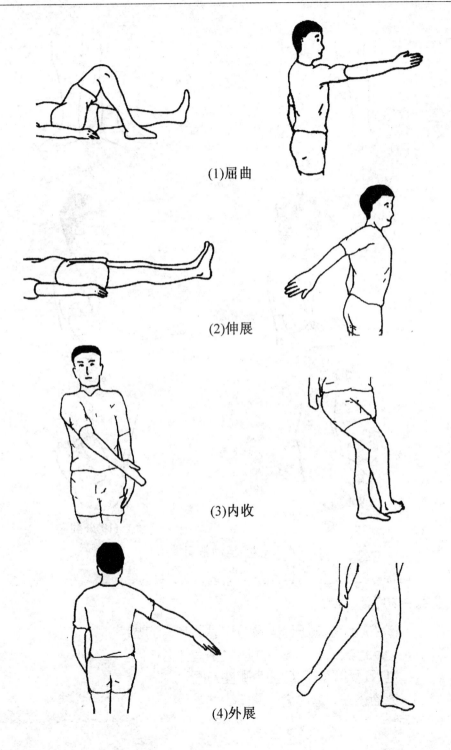

(1)屈曲

(2)伸展

(3)内收

(4)外展

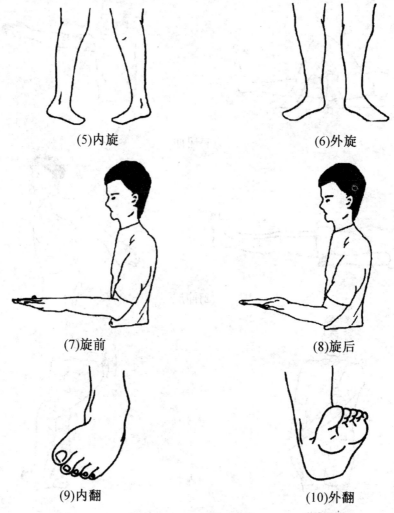

(5)内旋   (6)外旋

(7)旋前   (8)旋后

(9)内翻   (10)外翻

图 2-7 运动常用术语

■ 想一想,做一做

1. 试述运动疗法的分类及各种运动方法的要点。

2. 运动疗法在老年慢性病康复中有什么作用?

3. 进行运动疗法时应注意哪些方面?

4. 请描述关节运动常见动作。

第二节　关节活动范围训练

□ **学习目标**
1. 了解关节活动范围训练的意义。
2. 掌握被动运动、助力运动、主动运动的关节活动范围训练方法。
3. 熟悉关节活动范围训练的注意事项。

一、关节活动范围训练的意义

人体各个部位的关节有着不同的形态和功能，它们容易受到外伤和疾病的影响，因此，关节活动范围受限是临床康复上比较常见的问题。如肩周炎患者手臂不能上举梳头、后伸穿衣等日常生活活动发生困难，脑血管意外、脊髓损伤、脑性瘫痪、骨折及长期卧床等都会出现关节活动范围受限，严重影响人体正常功能的发挥。针对并改善这一问题的关节活动范围训练是康复护理中最基本、最常见的方法。

进行关节活动范围训练，能促进局部血液循环，松懈粘连组织，预防关节周围软组织挛缩及关节僵硬，改善和维持关节活动范围，提高患者生活自理能力和生活质量。

二、关节活动范围训练的常用方法

关节活动度的恢复训练是以维持正常或现存关节活动范围和防止挛缩、变形为目的，依靠肌肉主动收缩运动或借助他人、器械或自我肢体辅助来完成的一种训练方法。对于运动功能障碍的患者，为了预防关节挛缩和尽早使患者体会正常的运动感觉，在早期进行被动的关节活动度维持训练是非常有必要的。

（一）被动性 ROM 训练

1. 徒手训练

由康复人员或家属对不能进行主动性 ROM 练习的患者进行操作。

以下介绍各主要关节的训练方法：

上肢被动运动

（1）肩关节被动屈伸训练

1）屈：① 患者取仰卧位；② 康复人员一手固定其肘部或肩部，另一手握其腕部；③ 使患者举手向上过头，肘要伸直；④ 最后还原（图2-8）。

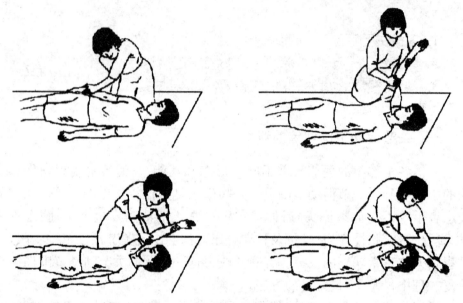

图2-8　肩关节被动屈曲训练

2）伸：① 患者取侧卧位；② 康复人员一手放肩部，另一手持腕向后拉；③ 还原（图2-9）。

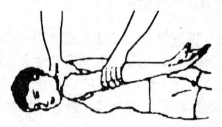

图2-9　肩关节被动伸展训练

（2）肩关节被动外展、内收训练　① 患者取仰卧位；② 康复人员一手持其肘上部，另一手持其腕；③ 外展：将上肢伸向外侧；④ 内收：将上肢收到身体侧面（图2-10）。

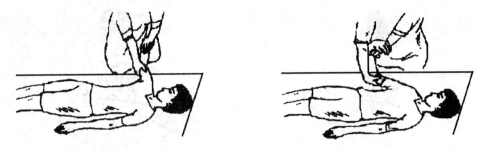

图 2-10　肩关节被动外展、内收训练

（3）肘关节被动屈伸训练　① 患者取仰卧位；② 康复人员一手固定其上臂，另一手持其腕；③ 使患者肘关节屈曲和伸展（图 2-11）。

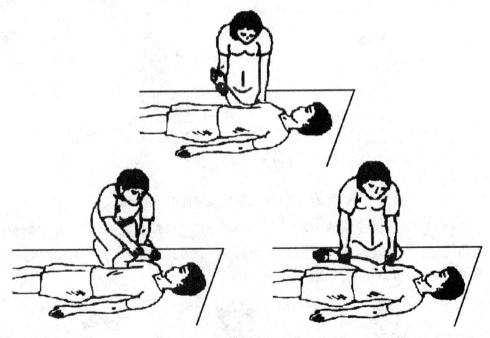

图 2-11　肘关节被动屈伸训练

（4）前臂被动旋前旋后训练　① 患者取仰卧位，康复人员一手固定其肘上部，另一手持其腕，将患者掌心对着自己的脸（旋后）；② 然后转动手，使手背向着脸（旋前）（图1-12）。

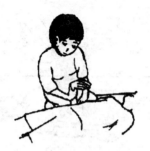
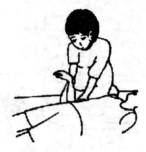

图 2-12　前臂被动旋前旋后训练

（5）腕关节被动屈伸训练　① 患者取仰卧位,使其屈肘;② 康复人员一手固定其腕部,另一手握其手掌;③ 使其做腕关节的屈曲和背伸运动（图 2-13）。

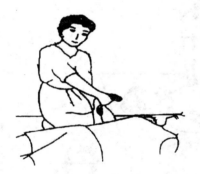
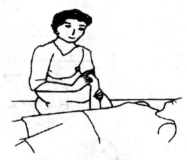

图 2-13　腕关节被动屈伸训练

（6）指关节被动屈伸训练　① 患者取仰卧位,使其屈肘,前臂靠于康复人员身上;② 康复人员一手握其四指,另一手握其拇指,使其屈曲;③ 再使其伸直,然后分别运动其他四指（图 2-14）。

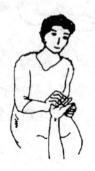
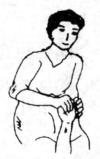
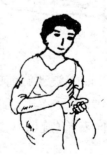

图 2-14　指关节被动屈伸训练

下肢被动运动

(1)髋关节被动屈伸训练

1)屈:① 患者取仰卧位,膝关节伸直;② 康复人员一手扶其踝关节,另一手按其膝关节上部,做髋关节屈曲;③ 此时如另一腿不能保持贴在床上,则可用另一手压住,或由另一人压住,以便髋屈曲到尽量大的范围;④ 然后还原(图2-15)。

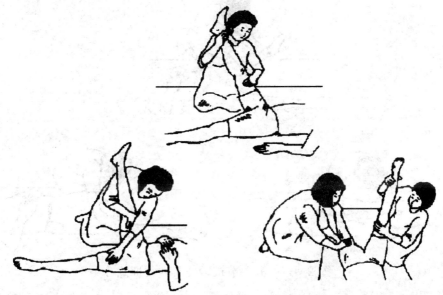

图 2-15　髋关节被动屈曲训练

2)伸:① 患者取侧卧位;② 康复人员一手托起股,另一手握住踝部,向后拉(图2-16)。

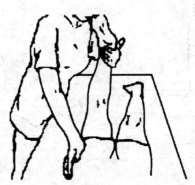

图 2-16　髋关节被动伸展训练

（2）髋关节被动外展内收训练　①患者取仰卧位，膝伸直；②康复人员一手托其踝，另一手持其腘窝处，使其下肢外展；③然后向对侧推，越过身体中线后做内收。

注意：勿使对侧下肢抬起或转动。如此时另一下肢跟着运动，改为一手托腘窝做外展，用另一只手压住另一下肢再将股内收（图2-17）。

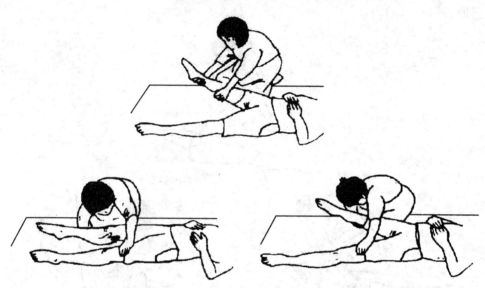

图2-17　髋关节被动外展内收训练

（3）膝关节被动屈伸训练　①患者取俯卧位；②康复人员一手压其腘窝处，另一手托其踝关节，使膝关节屈曲；③然后伸直（图2-18）。

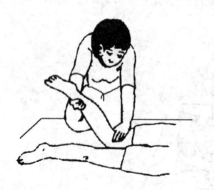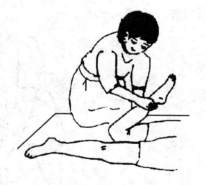

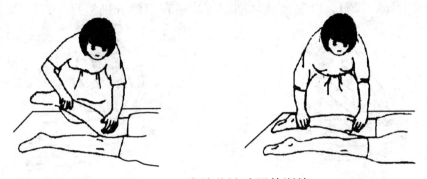

图 2-18 膝关节被动屈伸训练

（4）被动髋屈膝屈训练 ① 患者取仰卧位；② 康复人员一手托其腘窝处，另一手持踝，做屈髋屈膝动作。此时如另一下肢抬起或移动，改为一手放于腘窝处使其做屈髋屈膝，另一手压住另侧膝关节；③ 然后还原（图 2-19）。

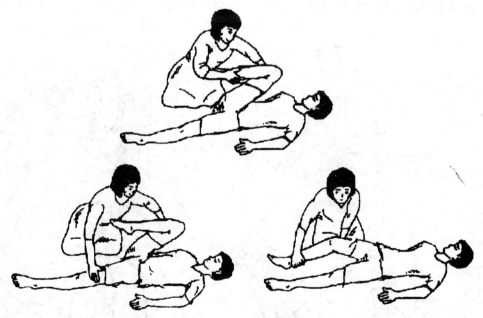

图 2-19 被动髋屈膝屈训练

（5）踝关节被动背屈跖屈训练 ① 患者取仰卧位；② 康复人员一手托其踝，另一手拉足跟，使其足背屈；③ 然后一手托踝，另一手下压足背，使其做跖屈(图2-20)。以上被动运动训练均应在双侧分别进行。

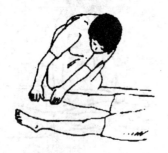 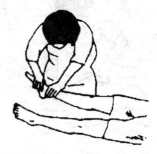

图2-20 踝关节被动背屈跖屈训练

2. 关节牵引

关节牵引是根据力学中作用力与反作用力的原理,利用手法、牵引装置或患者自身重量、体位等方法,使关节和软组织得到持续的牵伸,以解除肌肉痉挛,改善关节活动范围的治疗措施。该方法适应僵硬程度较重的关节,如腘绳肌牵引等(图2-21)。

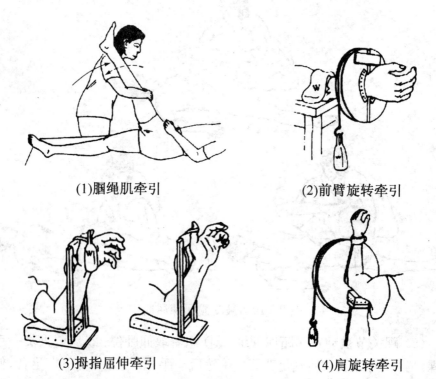

(1)腘绳肌牵引　　　　　　　(2)前臂旋转牵引

(3)拇指屈伸牵引　　　　　　(4)肩旋转牵引

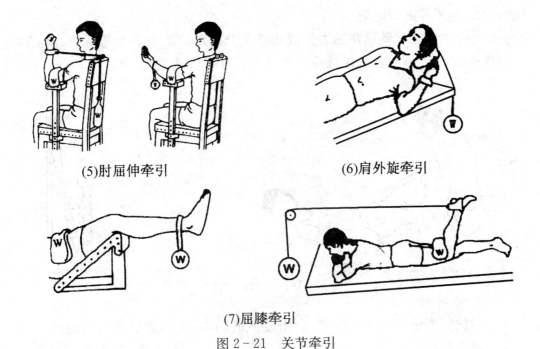

(5)肘屈伸牵引　　　　　　　(6)肩外旋牵引

(7)屈膝牵引

图 2 - 21　关节牵引

3. 持续性被动运动

持续性被动运动(CPM)是利用机械或电动活动装置,对肢体关节进行早期、持续性、无疼痛范围内的被动活动。持续性被动运动可以缓解疼痛,改善关节活动范围,防止关节粘连和僵硬。该装置可设定关节牵引的角度、速度、持续时间。如下肢的持续性被动运动(图 2 - 22)。

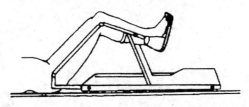

图 2 - 22　持续性被动运动

（二）助力运动

助力运动适宜在患者肌力和关节活动范围有所恢复时进行,促使关节活动范围进一步改善。

1. 徒手性助力运动

徒手性助力运动是在患者完成相应关节运动时给予适当的帮助,但更加强调患者的主动运动,以维持和改善关节活动范围(图 2-23)。

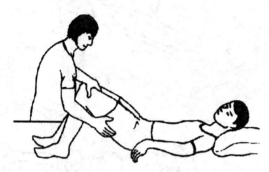

图 2-23　徒手性助力运动

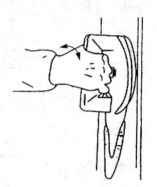

图 2-24　器械训练

2. 器械训练

器械训练是借助杠杆原理,利用器械的助力,带动受限关节运动的方法。可选择的器械较多,如肩关节练习器、肘关节练习器、踝关节练习器等(图 2-24)。

3. 悬吊训练

利用牵引网架、绳索、挂钩将拟训练的肢体悬吊起来,让其在去除肢体重量的情况下进行主动运动,以改善关节活动范围(图 2-25)。

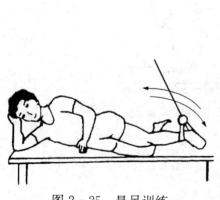

图 2-25　悬吊训练

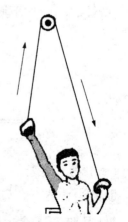

图 2-26　滑轮训练

4. 滑轮训练

滑轮训练是利用滑轮和绳索将肢体吊起，通过健侧肢体或沙袋帮助患侧肢体运动的方法（图2-26）。

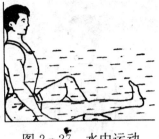

5. 水中运动

水中运动是借助水的浮力帮患者完成关节助力运动以改善关节活动范围的方法（图2-27）。

图2-27　水中运动

（三）主动运动

在患者肌力和关节活动度允许的条件下，应积极进行主动的关节活动范围训练。最常用的是各种医疗体操，即根据关节活动受限的方向和程度设计的一些针对性很强的治疗动作，这些动作可徒手进行，也可借助简单的器械进行，如体操棒、肋木等。该方法对牵拉挛缩组织，改善早期关节活动受限效果明显，是增进关节活动范围最常用的方法。

1. 上肢运动

（1）肩关节屈曲　① 患者立位或仰卧位，手平放于体侧；② 手向前上抬起至举过头顶，还原（图2-28）。

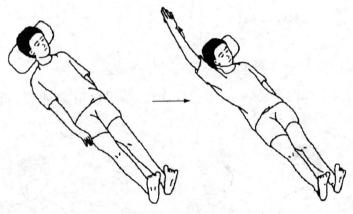

图2-28　肩关节屈曲

（2）肩关节外展　① 患者立位或仰卧位；② 手外展平举，掌心向下；③ 随外展角度增大，上举头顶；④ 返回（图2-29）。

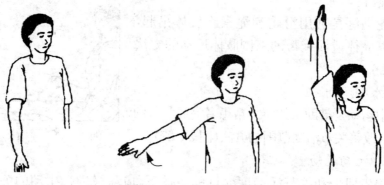

图2-29　肩关节外展

（3）肩关节内、外旋运动　① 取肩关节内收、外展的中间位，将上臂贴近体侧，做手靠腹部的运动为内旋，做手靠床面的运动为外旋；肩关节90°外展位，手向头的方向运动为外旋，手向足的方向运动为内旋（图2-30）。

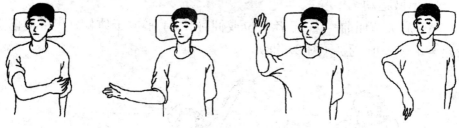

图2-30　肩关节内、外旋运动

（4）肘关节屈曲运动　① 患者取坐位，手平放至桌面；② 抬起手掌靠对侧肩部或下巴为屈曲（图2-31）。

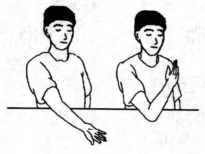
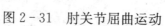

图2-31　肘关节屈曲运动

（5）前臂旋前、旋后运动 ① 上臂靠近躯干，肘关节 90°屈曲，置于台上，翻转掌心向下为旋前；② 翻转掌心向上为旋后（图 2-32）。

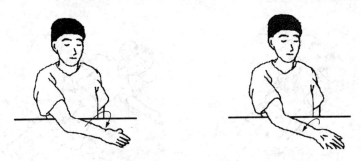

图 2-32 前臂旋前、旋后运动

（6）手指屈曲、伸展运动 ① 手指握拳，呈屈曲状；② 手指张开，呈伸展状（图 2-33）。

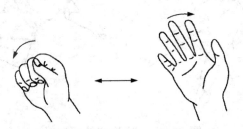

图 2-33 手指屈曲、伸展运动

2. 下肢运动

（1）下肢屈曲伸展运动 ① 仰卧位，下肢伸展；② 足底沿着床面向上滑动，保持膝立位，髋、膝、踝关节屈曲（图 2-34）。

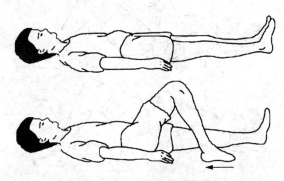

图 2-34 下肢屈曲伸展运动

（2）髋关节外展运动 ① 仰卧位,足尖向上;② 两下肢向左、右分开为外展;③ 取侧卧位,足尖向前,一手扶住骨盆;④ 下肢侧方上举外展(图2-35)。

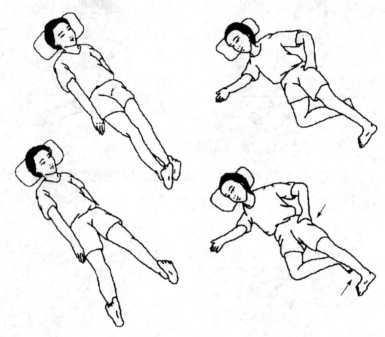

图2-35 髋关节外展运动

（3）髋关节伸展运动 ① 膝关节屈曲90°,足底接触床面;② 臀部离开床面,向上抬起呈伸展位(图1-36)。

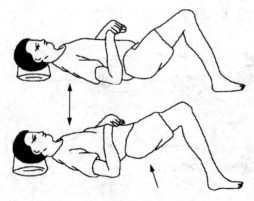

图2-36 髋关节伸展运动

　　（4）髋关节外旋、内旋运动　　① 仰卧位，足尖倒向外侧做髋关节外旋；② 足尖回到原位；③ 足尖倒向内侧做髋关节内旋（图 2-37）。

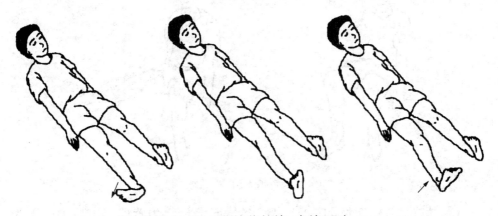

图 2-37　髋关节外旋、内旋运动

　　（5）膝关节屈曲运动　　俯卧位，足跟抬起贴近臀部为屈曲（图 2-38）。

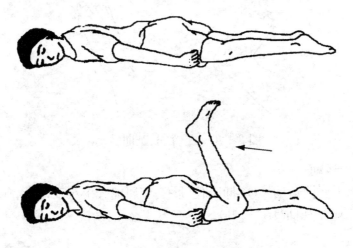

图 2-38　膝关节屈曲运动

　　（6）膝关节伸展运动　　① 取椅坐位，足底着地，双手扶住固定物；② 下肢抬起，完成膝关节伸展（图 2-39）。

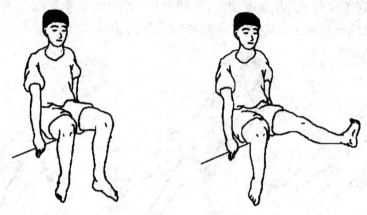

图 2-39 膝关节伸展运动

（7）足背屈、趾曲运动　① 足尖尽量向上抬起为背曲；② 足尖向下为趾曲（图 2-40）。

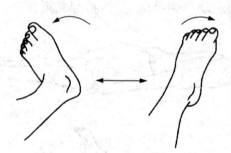

图 2-40 足背屈、趾曲运动

3. 躯干运动

（1）躯干屈曲运动　① 仰卧位，膝关节屈曲；② 双手向前，躯干向前靠近膝关节为躯干屈曲（图1-41）。

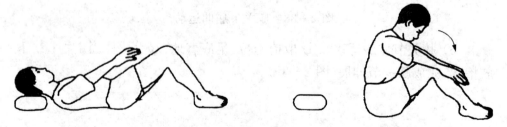

图 2-41 躯干屈曲运动

（2）躯干伸展运动　①俯卧位，固定好下肢；②胸部向上抬起为伸展（图 2-42）。如有腰痛则停止运动。

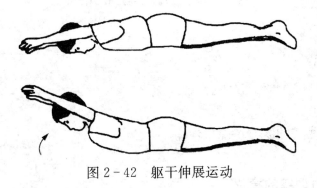

图 2-42　躯干伸展运动

三、关节活动范围训练时的注意事项

（1）每个关节的活动均在各个轴面上进行，并在最大角度时保持 4～5 秒。每个轴面的运动至少进行 5～10 遍，每日 2 次。

（2）康复人员应动作轻柔、缓慢，逐步增大活动范围，保证无痛，这对截瘫患者尤为重要，以防止过度用力出现骨折、肌肉拉伤等二次损伤。

（3）关节活动顺序应由近端至远端，从大关节至小关节依次进行。

（4）选择安全的环境、轻松的心情、舒适的体位、肢位对各个关节进行正确的运动。

（5）康复人员应采取规范的手法，一手固定其近端关节以防止代偿性运动，另一手尽量做接近正常范围的关节运动。

（6）关节有急性炎症、肿胀、骨折、异常活动时应中止训练。

■ 想一想，做一做

　　1. 如何根据患者功能障碍情况合理选择关节活动度训练方法以增加关节活动范围？

　　2. 请练习上、下肢被动运动训练。

　　3. 怎样指导老年患者进行主动运动训练？

　　4. 进行关节活动范围训练时要注意什么？

第三节　肌力增强训练

■ **学习目标**
　　1. 了解肌力训练的作用和意义。
　　2. 掌握肌力训练的具体方法。
　　3. 熟悉肌力训练的注意事项。

一、肌力训练的意义

　　人体运动的力量来源于肌肉,日常生活、学习工作,没有一件事离得开肌肉的力量,如吃饭时上下牙的咀嚼、行走时腿的一屈一伸都是肌肉的作用。没有肌肉的力量则手不能握,腿不能迈。肌力训练是指根据患者现有的肌力水平,运用运动手段,让肌肉反复收缩,以维持或提高肌肉收缩力量的训练方法。有目的地进行肌力训练,能有效地恢复肌肉的功能和增强肌肉的力量,还可以保护关节、支撑脊柱和防止继发性损伤。老年慢性病患者肌力下降、失用性肌萎缩、脑血管疾病、糖尿病、关节病及正常老年人都需要练习肌肉的力量。

二、肌力训练的方法

(一)被动运动训练

　　肌力评定在 0~1 级时,患者无法支配自己的肌肉收缩,需完全由康复人员徒手或使用器械对肌肉进行刺激,应用推、捏、揉、拿等进行传递神经冲动的练习,以延缓肌肉萎缩和引起瘫痪肌肉的主动收缩。

(二)助力运动训练

　　肌力评定在 1~2 级时,有病肢体本身不能完成一个动作,可以采用助力运动训练方法,即在肌肉收缩的同时给予外力的帮助,使其完成较大范围的肌肉和关节运动。助力可以由康复人员,也可以由患者的健侧肢体,还可以利用特殊器械提供。注意助力不等于包办,必须患者自己先尽力,防止以被动运动代替助力运动。助力运动训练包括徒手助力运动、悬吊助力运动、浮力助力运动。

（三）主动运动训练

主动运动训练是指患者运动时既不需要助力，亦不用克服外来阻力。肌力评定达到3级时，要鼓励患者主动用力来进行训练。主动运动训练对肌肉、关节和神经系统功能恢复作用明显，方法多样，便于操作，应用广泛。上述3种运动训练方法参照关节活动方法训练。

（四）抗阻运动训练

肌力评定在4级时，此时肌肉不但能够抗自身重力，还能抗阻力运动。主要是康复人员徒手或利用康复运动器械增加阻力，如哑铃、沙袋、拉力器等，来促进肌纤维增粗，对恢复肌肉的形态和功能具有良好的疗效。本节重点介绍抗阻运动的训练方法。

1. 上肢屈肌的抗阻训练方法

（1）徒手训练　① 患者取坐位，康复人员一手固定患者腕部，一手固定肩部；② 患者主动抬起上肢，达到极限时，康复人员在前臂给予阻力（图2-43）。

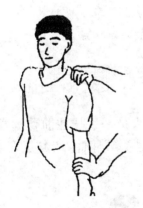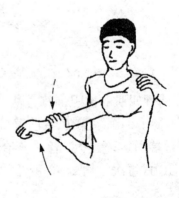

图2-43　肩关节屈曲徒手抗阻训练

（2）沙袋训练　① 患者取坐位，上肢自然下垂，在腕关节处放置沙袋；② 上肢上举至水平位，每次停顿3～5秒（图2-44）。

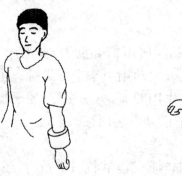
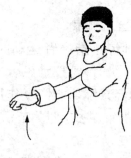

图 2-44 肩关节屈曲沙袋抗阻训练

（3）自主抗阻训练 ① 一手上肢上举至水平位；② 用对侧手掌用力压上臂 3～5 秒（图1-45）。

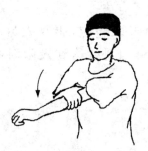

图 2-45 肩关节屈曲自主抗阻训练

2. 前臂屈肌的抗阻训练方法

（1）徒手训练 ① 患者前臂旋后位，康复人员一手扶住前臂远端，一手在上臂近端固定；② 令患者向上抬起前臂，使肘关节屈曲，康复人员在前臂处施加阻力，每次停顿 2～3 秒（图 2-46）。

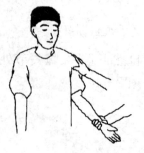
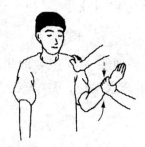

图 2-46 前臂屈肌的徒手抗阻训练

（2）沙袋训练　①患者取坐位,上肢平放在桌面上,在腕关节处放置沙袋;②令患者向上抬起前臂,使肘关节屈曲,每次停顿2～3秒（图2-47）。

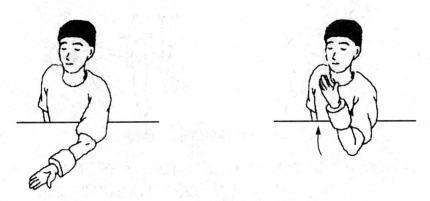

图2-47　前臂屈肌沙袋抗阻训练

（3）自主抗阻训练　①坐位,肘部抬起;②用手掌用力压对侧前臂3～5秒（图2-48）。

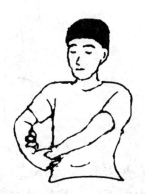

图2-48　前臂屈肌自主抗阻训练

3. 大腿伸肌的抗阻训练方法

（1）徒手训练　①患者椅坐位,小腿下垂,康复人员一手放在患者小腿远端处,一手放在大腿处;②令患者上身坐直,尽量抬起小腿,使膝关节伸直,康复人员在小腿处施加阻力（图2-49）。

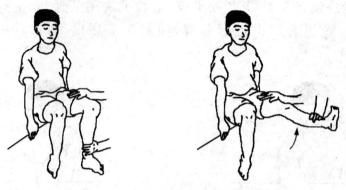

图 2-49 大腿伸肌的徒手抗阻训练

（2）沙袋训练 ① 患者椅坐位，下肢自然下垂，在小腿远端处放置沙袋；② 令患者上身坐直，尽量抬起小腿，使膝关节伸直（图 2-50）。

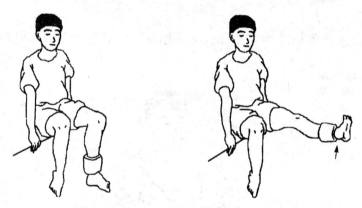

图 2-50 大腿伸肌的沙袋抗阻训练

（3）自主抗阻训练 ① 患者仰卧位，小腿下垂，双腿交叉；② 放在上面的腿向下挤压需要增强肌力的下肢，同时，放在下面的腿向上抬起，使膝关节伸展（图1-51）。

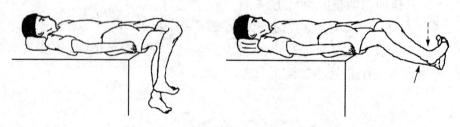

图 2-51 大腿伸肌的自主抗阻训练

4. 膝关节屈曲抗阻训练方法

（1）徒手训练　①患者俯卧位，令患者将膝关节垂直地向上抬起屈曲；②康复人员一手固定臀部防上抬，一手在小腿远端处施加阻力（图2-52）。

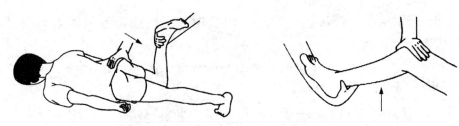

图2-52　膝关节屈曲徒手抗阻训练

（2）沙袋训练　①患者俯卧位，为防止臀部上抬，可圆心固定，小腿远端处放置沙袋。②令患者将膝关节垂直地向上抬起，能屈曲到60°效果最好（图1-53）。

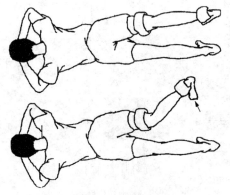

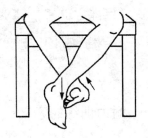

图2-53　膝关节屈曲沙袋抗阻训练　　图2-54　膝关节屈曲自主抗阻训练

（3）自主抗阻训练　①坐在椅子上，双足交叉着地；②相互牵引用力，上面的向下用力，下面的向上使劲（图2-54）。

三、肌力训练时的注意事项

（1）给患者讲解训练目的和方法，鼓励患者积极配合，努力训练。

（2）选择合适的姿势体位、适当的训练方法、动作进行的速度和重复次数等。

（3）注意阻力的施加和调整，包括部位、方向、强度等。

（4）掌握正确的运动量，不要使患者过度疲劳和疼痛。

（5）在增强肌力训练中防止代偿动作。同时注意心血管的反应，做好详细训练记录。

（6）严重的心血管疾病，局部关节、肌肉、肌腱、韧带等损伤未愈合，红肿明显者不宜训练。

> **▣ 想一想，做一做**
>
> 　1. 怎样根据肌力的分级情况选择肌力训练方法？
> 　2. 抗阻训练有哪些方法？请操作练习抗阻运动训练。

第四节　耐力训练

▣ 学习目标

1. 了解耐力训练的意义和作用。
2. 掌握常用的肌肉耐力训练方法。
2. 熟悉常用的全身耐力训练的注意事项。

一、耐力训练的意义

日常生活中一般人不觉得有什么耐力问题，但老年人或慢性病患者这个问题就明显了。因为耐力差，稍微活动一下就气喘吁吁，更不可能跑步或爬山了。因此，加强耐力训练，不仅可提高人体的心肺功能和有氧代谢水平，有助于康复，还能提高生活质量。

耐力是指人体持续进行某一活动的能力，包括肌肉耐力和全身耐力。肌肉耐力是指肌肉持续进行某项特定收缩任务的能力，其大小可以用从开始收缩直到出现疲劳时已收缩了的总次数或所经历的时间来衡量，简单地说，就是用时间的长短来衡量力量的大小。全身耐力是以心肺功能、有氧代谢能力作为基础能力的人体综合耐力。

二、耐力训练的方法

（一）肌肉耐力训练方法

肌肉耐力训练与肌力训练有不少共同之处，主要表现在肌肉运动形式上。

1. 等长收缩练习

等长收缩练习，又称静力性练习，即在关节不动的情况下训练。背靠墙扎马步半蹲，用长时间小的静力，训练大腿的耐力；仰卧位抬起下肢呈 45°，训练腹肌的耐力；俯卧位上半身悬空，双手放颈后，一人压住其足踝训练腰背肌耐力（图 2-55）。训练时逐渐延长训练持续时间，直至肌肉出现疲劳为止，每天 1～2 次。在骨折打石膏的情况下，等长收缩是最佳选择。

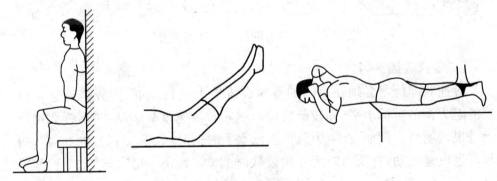

图 2-55　耐力训练

2. 等张收缩练习

等张收缩练习又称动力性练习，与静力性收缩相反，关节有活动。它可以徒手，也可以用器械练习。徒手方法有：俯卧撑（练习上肢、肩背和腹部肌肉的耐力）、下蹲站起（练习腿肌和臀肌的耐力）、仰卧起坐（练习腹肌的耐力）等。或用器械、哑铃、沙袋等，如长 1 米的胶带，一头固定于其他固定物上，根据需要进行针对某一肌群的耐力练习，尽量反复牵拉直至疲劳，休息 2～3 分钟，重复 3～4 组，每天一次（图 2-56）。

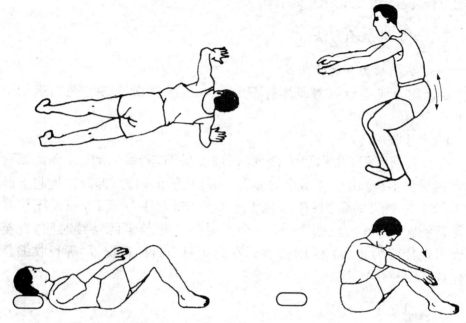

图 2-56　耐力训练——仰卧起坐

3. 等速收缩练习

等速收缩练习必须在专门的等速训练器上进行,训练时先将等速训练器的阻力调节至低水平(即较低负荷),然后做快速重复运动,对增强肌肉耐力效果较明显。例如,在阻力调节至低水平时,速度调节至每分钟 30 次,每组尽量重复运动,直至力矩为开始读数时的 0% 为止。每次训练 3 组,间隔休息 1～2 分钟,每天一次,每周练习 3～5 天。

(二) 全身耐力训练的方法

全身耐力训练即有氧运动,其训练时间一般为 20～30 分钟,运动强度不宜过大。常采用大肌群运动,如步行、健身跑、骑自行车、爬楼梯、划船、游泳、登山,以及中国传统的运动方式如太极拳、各种练功法、医疗体操等,都属此类运动。运动频度采取每天训练或隔天训练为宜,常用方法为:

1. 步行

步行是简便易行而有效的有氧训练方法,已被广泛用于手术后的早期下床和年老体衰、重病初愈、老年慢性病患者。

步行速度一般宜中等偏快,全身放松,时间每次 15～30 分钟。其目的是促使精神、躯体肌肉的放松和对心脏进行温和的锻炼。若快步行走(步速每分钟超过 100 步),也可使心率明显增快,对心肺功能有一定影响。步行可分为平地步行和坡地步行,坡地步行比平地步行对心肺功能锻炼和代谢能力的影响更大。

2. 健身跑

健身跑是指为了达到健身目的而进行的慢跑,其关键在于确定运动强度。健身跑的常用方法有:

(1) 间歇健身跑　即慢跑和行走相交替的一种过渡练习。一般从跑 30 秒、行走 30～60 秒开始,逐渐增加跑步时间,如此反复进行 10～30 分钟。

(2) 短程健身跑　即固定的短程距离一次跑完。一般从 50 米开始训练,然后每 3～7 天增量 1 次(50 米/增量),速度一般为 30～40 秒跑 100 米。当距离已达 1000 米以上时不再增加,而以加快跑速来增加运动强度。

(3) 常规健身跑　即按照个人的治疗目的进行的长于 1000 米的慢跑。先从 1000 米开始,待适应后每周增加 1000 米,一般增至 3000～5000 米即可。速度可掌握在 8 分钟内跑完 1000 米。

以上健身跑宜每天或隔天进行 1 次,若间隔 4 天以上,应从低一级开始。

三、耐力训练的注意事项

(1) 进行耐力训练前后均要做准备活动和整理运动。

(2) 耐力训练是人体机能逐步适应高强度负荷的一个过程,其训练强度、训练时间必须循序渐进。运动量过小达不到康复效果,运动量过大则损害身体健康。

(3) 耐力训练长期坚持才能达到预期效果,故训练须持之以恒。

(4) 选择适合患者的项目进行,注意安全。

(5) 不要在饱餐后进行。

(6) 高血压、心脏病患者训练时尽量不要屏气。

想一想,做一做

1. 肌力与耐力有何不同?
2. 肌肉耐力训练和全身耐力训练分别有哪些方法?

第五节 平衡与协调能力训练

学习目标

1. 了解平衡与协调能力训练的意义和作用。
2. 掌握平衡能力训练的方法。
3. 熟悉平衡与协调能力训练的注意事项。

一、平衡与协调能力训练的意义

当人体进行正常活动时必须具备平衡与协调能力,如出生数月的婴儿试图抬头、坐或站立时,面临的第一个问题就是平衡。对于一些脑卒中、帕金森病患者面对的问题也是如此。康复人员需要有父母般的耐心训练患者恢复平衡能力。

平衡功能是指在不同的环境和情况下,自动调整姿势,维持身体稳定的过程。为使活动能够平稳准确,则必须具有良好的协调能力。因此,平衡与协调功能共同维持着人体的正常活动。

二、平衡能力训练方法

平衡能力训练就是指为提高患者维持身体平衡能力所采取的各种训练措施。平衡能力的好坏影响到患者对运动的控制和日常生活活动能力。平衡训练的方法如下:

1. 保持坐位的平衡训练

(1)静态坐位平衡的保持　患者取端坐位,双手放两边,维持静态的坐位平衡(图2-57)。

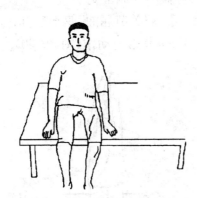
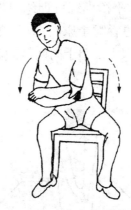

图2-57　静态坐位平衡训练　　　　图2-58　动态坐位平衡训练

（2）动态坐位平衡训练　①患者取端坐位;②在有保护的前提下自主进行躯干的屈、伸、倾斜及旋转,此为自动动态平衡(图2-58);③在自动动态平衡的基础上可逐步过渡到他动动态平衡,由训练者推拉患者的身体以破坏其平衡,诱发平衡反应。

2. 保持手膝位的平衡训练

①患者双手两膝着地;②将身体前、后、左、右移动;③分别提起一侧上下肢(图2-59)。此训练是患者平地移动动作前的准备训练。

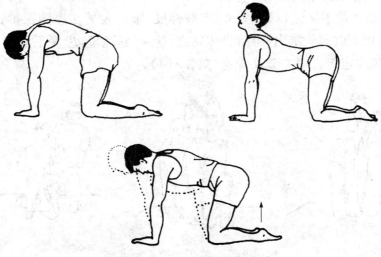

图2-59　手膝位平衡训练

3. 保持跪位的平衡训练

跪位平衡训练可训练患者对头、躯干、骨盆的控制能力。

① 患者跪于床面，双手交叉，上肢伸展；② 肩关节屈曲，躯干后仰；③ 维持平衡，双手及躯干向两侧倾斜；④ 缓慢坐下，重复以上动作(图2-60)。

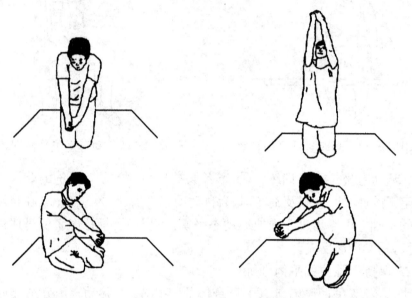

图2-60 跪位的平衡训练

4. 单膝立位平衡训练

① 患者跪于床面，双手交叉，上肢伸展，康复人员在患侧保护；② 上肢上举，健侧下肢向前踏出，维持身体站立；③ 回到跪位，患侧下肢向前踏出，康复人员固定患者膝关节及骨盆(图2-61)。

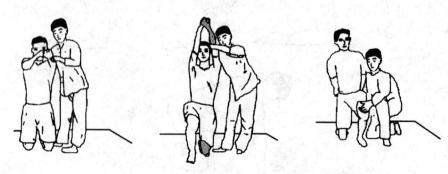

图2-61 单膝立位平衡训练

5. 保持站立位的平衡训练

站立位的平衡训练是为步行作准备。

① 先训练双足站立的静、动态平衡,再训练单足站立的静态平衡,其次训练其身体前后、左右的重心转移动作;② 康复人员站在患者侧方,双手把持患者上肢,令另一侧上、下肢向侧方抬起(图 2-62)。训练中让患者立于平衡板上,面对姿势镜,帮助其了解和矫正异常姿势。

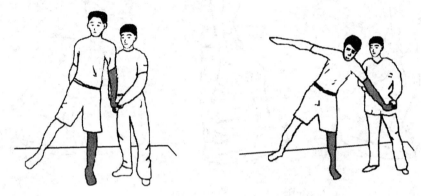

图 2-62　站立位平衡训练

6. 平行杠内的平衡训练

① 患者健侧手握平衡杠站立,然后健侧手离开平衡杠,逐渐延长时间;② 患者下肢分开站立,将身体向患侧移动重心,使患侧负担体重;③ 患者下肢前后站立,将身体重心前后移动,练习前后重心的转移动作;④ 患侧足前后交替踏出,负担体重移动重心,也可用健侧足练习(图 2-63)。

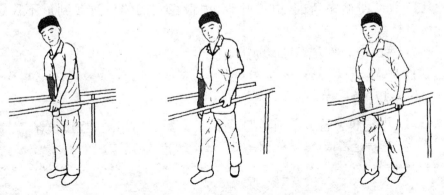

图 2-63　平行杠内的平衡训练

7. 平衡板上训练

让患者在平衡板上训练,对平衡能力的要求更高一些,随着平衡板的摇动,可以诱发患者头部、四肢和躯干的调整反应(图2-64)。

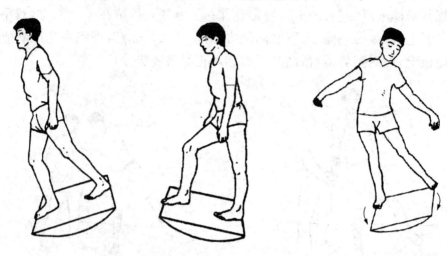

图2-64 平衡板上训练

三、平衡能力训练的注意事项

(1)训练时面对姿势镜,要求患者放松,消除恐惧心理。

(2)康复人员随时发出指令,如向左、向右等声音刺激。

(3)通过诱发姿势反射而使患者恢复平衡能力,做好安全防护工作。

(4)训练时循序渐进,由易到难,由最稳定的体位过渡到最不稳定的体位。

(5)选择合适的方法与辅助用具。

▣ **想一想,做一做**

1. 为提高患者的平衡能力,你怎样对其进行平衡能力训练?

2. 同学间角色扮演练习各种平衡能力训练方法。

第六节　体位转换训练

一、体位转换训练的意义

体位一般指人的身体位置,临床上通常指的是根据治疗、护理及康复的需要,通过一定的方式改变身体的姿势和位置。常用的体位有仰卧位、侧卧位、俯卧位、胸膝卧位、头低足高位及头高足低位等。

体位转换训练包括卧位的翻身训练(仰卧位与侧卧位的相互转换)、由卧位到坐位的转换及由坐位到立位的转换。它不仅可以预防压疮和肌肉萎缩,对于保持关节活动范围、预防呼吸道感染、改善全身血液循环也有一定的作用,而且是进行其他康复治疗及患者日常生活活动训练的重要前提。

二、体位转换的方法

1. 翻身训练

(1) 仰卧位→侧卧位的翻身训练　分为一人帮和二人帮。

1) 一人协助患者翻身法:① 患者仰卧位,双膝立起,脚跟靠近臀部,双手十指交叉,双臂尽量上举,头和肩一起抬起;② 康复人员站在患者肩和腰的中间位置,一手扶托患者肩部,一手扶托髋部,轻推患者转向对侧(图1-65)。

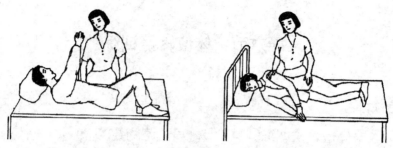

图 2-65 仰卧位一人协助翻身法

2）两人协助患者翻身法：① 患者仰卧，双手置于腹部或身体两侧；② 康复人员站在床的同侧，一人托住患者颈肩部和腰部，另一人托住患者臀部和膝部；③ 两人同时抬起患者移向自己，然后分别扶住颈、肩、腰、膝部，轻推患者转向对侧（图1-66）。

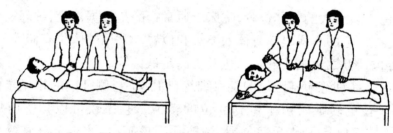

图 2-66 仰卧位两人协助翻身法

3）主动转换法：① 患者仰卧，两手交叉紧握，双臂伸直上举；② 双膝立起，脚跟尽量向臀部靠拢；③ 抬起头部与上半身向左或右转动全身（图2-67）。

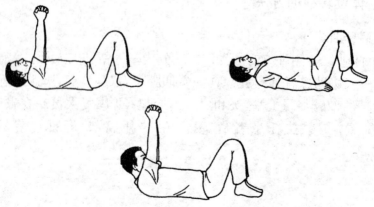

图 2-67 仰卧位主动翻身训练

（2）侧卧位→仰卧位的翻身训练

1）辅助下的翻身训练：① 先将患者头面部转为面向上方；② 康复人员的双手分别放在患者肩和髋的上面；③ 轻推肩、髋将其翻为仰卧（图1-68）。

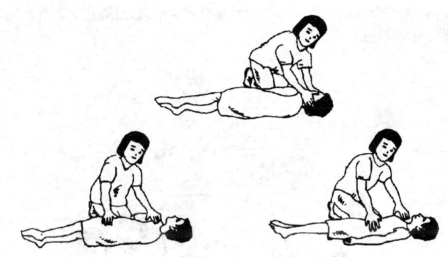

图2-68　侧卧位辅助下的翻身训练

2）主动转换法：① 患者先将头转为面部向上；② 上方的上下肢向后放至靠近床；③ 翻身成为仰卧位；④ 再练习向另一侧翻为侧卧位，然后转向卧位。重复多次，直到可以随意翻身（图2-69）。

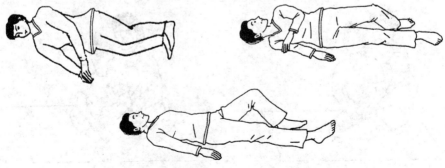

图2-69　侧卧位主动翻身训练

注：上述介绍的是一般的翻身训练方法，对于不同的伤病有各自不同的翻身方法（见本书有关章节）。

2. 侧卧位到坐位的转换法

（1）辅助完成的起坐训练 ① 患者侧卧位，康复人员跪于患者背后，双手放在其肩部；② 嘱患者双手撑起，康复人员双手提起其双肩，辅助其撑起；③ 让患者先用手撑着坐，再过渡到不用手撑坐着（跪坐或双脚移到前面坐）。双侧分别练习（图2-70）。以后逐渐减少辅助，最终让患者自己练习由侧卧向坐位转换，方法同前。

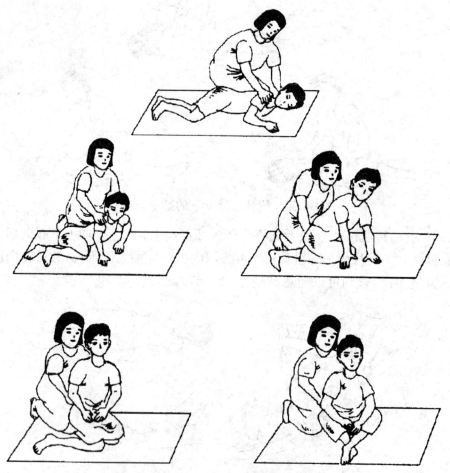

图 2-70 侧卧位辅助下的起坐训练

（2）独立完成的起坐训练 ① 患者侧卧位；② 先用双肘撑起上身，再用双手撑起，然后不用手撑坐着（图2-71）。

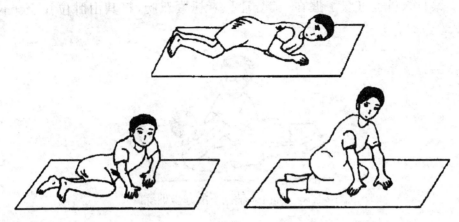

图 2-71 侧卧位独立起坐训练

3. 仰卧位到坐位的转换法

（1）辅助下的起坐训练 ① 康复人员坐于或立于患者一侧；② 一手臂抱患者肩部，一手扶其肘部，帮其抬头抬肩；③ 患者移动双手，伸直其双上肢支撑坐起；④ 双手前移，支撑着保持坐位；⑤ 逐渐双手不支撑着坐（图 2-72）。

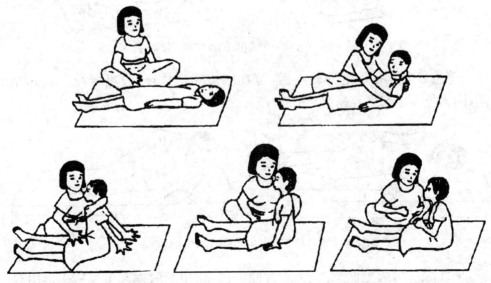

图 2-72 仰卧位辅助下的起坐训练（1）

康复人员也可双手握在一起,让患者抓紧双腕,将其由卧位拉至坐位(图2-73)。

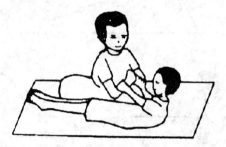

图2-73 仰卧位辅助下的起坐训练(2)

如果患者不能用双手拉,则让其双手握紧,康复人员拉患者双腕,使其坐起(图1-74)。

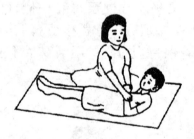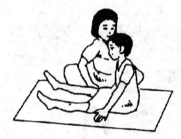

图2-74 仰卧位辅助下的起坐训练(3)

等患者上肢有一定的肌力后,可在床边固定拉环,教患者拉着铁环坐起,因为拉环坐起更容易些(图2-75)。

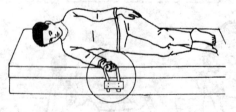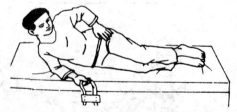

图2-75 仰卧位辅助下的起坐训练(4)

(2)独立的起坐训练 ① 患者仰卧位,先用双肘撑起上身;② 再用双手撑起;③ 然后不用手撑坐着(图2-76)。

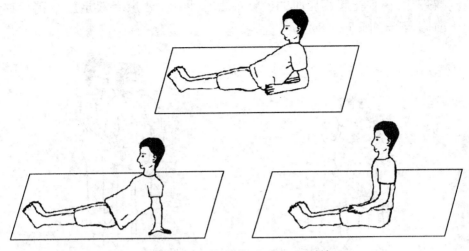

图 2 - 76　仰卧位独立起坐训练

4. 坐位到立位的转换法

坐位到立位的起立训练的前提是已达到坐位静态或动态平衡。

（1）辅助下的起立训练　分为两人帮或一人帮式。

1）两人帮起立方法：① 康复人员分别立于患者两侧，各伸出一只手与对方交叉，抱患者腰或握住患者腰带，另外一只手抱着患者屈曲的靠近自己一侧的前臂并握住手；② 要求患者双足稍后移，躯干前倾，站起（图 2 - 77）。

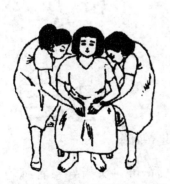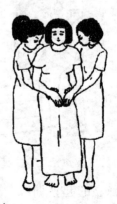

图 2 - 77　两人帮起立训练

2）一人帮起立方法

侧帮式：① 康复人员立于患者一侧，屈髋膝，前倾，一手扶患者背部或抓其腰带,另一手托起其屈肘的前臂或握住手;② 要患者双足放平稍后移,躯干前倾,站起(图2-78)。

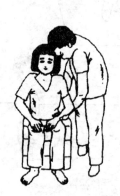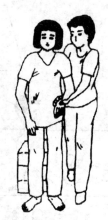

图2-78 侧帮式起立训练

前帮式:① 康复人员立于患者面前,要求患者双足踏稳、躯干前倾;② 双手抱住患者肩或髋部,双足分开夹住患者双足,双膝顶住患者双膝以防止患者腿软;③ 要求患者双手抱住康复人员的颈肩部,康复人员伸髋伸膝将其拉起(图2-79)。再教其坐下,扶的方法同上。

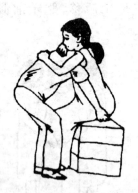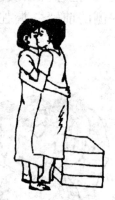

图2-79 前帮式起立训练

3) 独立的起立训练:辅助减至最小以后,可口头指导患者练习自己起立。要领是:① 患者双足后移,同时屈髋、伸颈使躯干前倾;② 双肩前移越过足尖,双膝前移,伸髋、膝,身体向前向上站起(图2-80)。坐下时,伸髋屈膝,躯干前倾,双膝前移、屈曲,身体降低,坐下。(注意:床太低或太高

都不行）

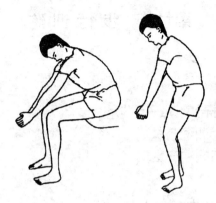

图 2-80　独立的起立训练

三、体位转换的注意事项

（1）根据患者的病情，康复治疗和护理的需要，选择适当的体位和转换方式、间隔时间，一般每2小时体位转换一次。

（2）体位转换前，应同患者说明体位转换的目的和要求，取得理解与配合。

（3）操作过程中，应做到动作轻稳，并鼓励患者尽量发挥自己的残存功能，同时予以必要的指导和协助。

（4）体位转换时，应密切注意观察全身皮肤、局部受压及肢体血液循环情况等，发现异常应当及时处理。

（5）体位转换后，要确保患者舒适、安全，并保持肢体的功能位。必要时予以软枕等支撑。

> ■ 想一想，做一做
>
> 　　1. 为什么要对患者进行体位转换？
>
> 　　2. 各种体位转换法的操作要领是什么？在进行体位转换时要注意什么？
>
> 　　3. 操作练习各种体位转换方法。

第七节　步 行 训 练

■ 学习目标
1. 了解步行训练前的训练与准备。
2. 掌握各种步行训练方法。
3. 熟悉步行训练的注意事项。

一、训练前必需的训练与准备

步行是人们日常生活活动中不可缺少的重要部分,是人体转移的重要方式。运动系统疾病和神经系统疾病患者都会出现步行功能障碍,针对这类患者进行必要的步行功能训练是运动疗法的重要内容。步行需要下肢具有足够的肌力和关节活动度,同时需要良好的平衡与协调功能。因此,下肢肌力训练、关节活动度训练,以及良好的站立平衡训练、协调功能训练是步行训练前必须进行的训练与准备。

二、步行训练的方法

（一）平行杠内步行训练

1. 四点步行

患者立于平行杠内,先左手前伸握杠,躯干前倾带动右下肢前迈,再右手前伸握杠,迈左下肢。

2. 二点步行

患者立于平行杠内,左手与右下肢前迈和右手与左下肢前迈交替进行。

（二）持拐步行训练

以双拐为例。

1. 迈至步

迈至步是开始步行时常用的方法,主要利用背阔肌肌力进行。① 首先双拐同时向前迈出;② 然后支撑并摆动身体,使双足迈至邻近双拐落地点处着地（图 2-81）。

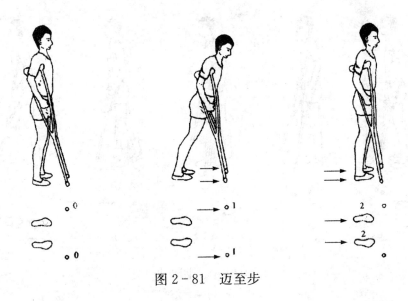

图 2-81　迈至步

2. 迈越步

迈越步常在迈至步成功后开始应用。① 首先双拐同时向前迈出;② 然后支撑并摆动身体,使双足迈至双拐落地点前方着地(图 2-82)。

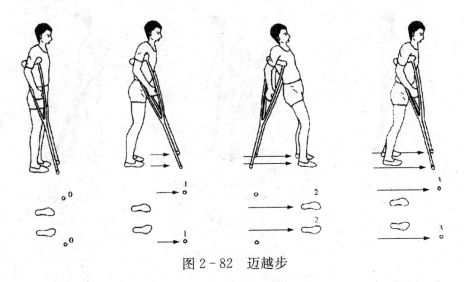

图 2-82　迈越步

3. 四点步

① 先伸左拐,迈右腿;② 再伸右拐,迈左腿(图 2-83)。

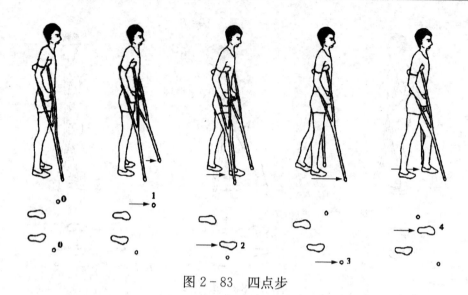

图 2-83　四点步

4. 两点步

① 一侧拐与对侧腿同时迈出、着地;② 然后另一侧拐与对侧腿同时迈出、着地(图 2-84)。

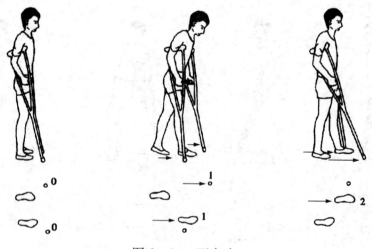

图 2-84　两点步

5. 三点步

① 先迈出双拐;② 再迈出患足;③ 最后迈出健足(图 2-85)。

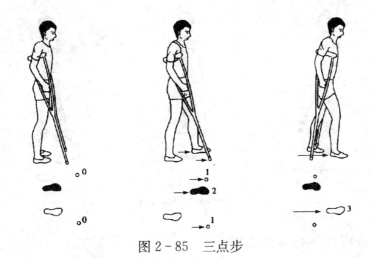

图 2 - 85　三点步

（三）扶杖步行训练

持手杖步行训练往往是在持双拐步行后向独立步行过渡时运用,主要有两种方式。

1. 三点步健身持杖

① 先伸出手杖;② 后迈出患肢;③ 最后迈出健肢(图 2 - 86)。脑卒中偏瘫患者多取这种步行方式。

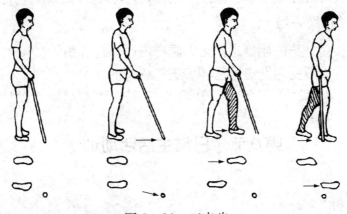

图 2 - 86　三点步

2. 两点步健手持杖

① 行进时手杖与患足同时迈出;② 然后迈出健足(图 2 - 87)。此步态行走时比三点步快,多在轻病例或恢复后期应用。

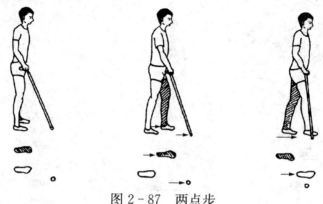

图 2-87　两点步

三、步行训练的注意事项

（1）加强安全防护，防止意外。

（2）根据病情需要选取拐杖，双拐长度要相等，拐杖上的螺丝要旋紧。

（3）四点步法适用于双腿软弱无力的患者，两点步法行走速度快，适用于双腿病情轻的患者，三点步法适用于一腿不能负重者。

（4）练习各种步法行走时，尽量做到步幅均匀，步速适中和身体正直。

（5）各种训练最好在镜子前进行，以便自我观察和矫正。

> ☐ **想一想，做一做**
>
> 　1. 步行训练的前提是什么？怎样进行步行训练？
> 　2. 请以双拐为例进行各种步法的练习。

第八节　日常生活活动训练

☐ **学习目标**

　1. 了解日常生活活动训练的意义。

　2. 掌握各种日常生活活动的训练方法。

　3. 熟悉日常生活活动训练的注意事项。

一、日常生活活动训练的意义

日常生活活动能力是人最重要的能力,对健康人来说是简单易行的,但对于病、伤、残者来讲则变得相当困难。日常生活活动能力训练的目的是,帮助康复患者维持、改善、恢复日常生活自理能力,提高生活质量,并使他们由依赖他人帮助到逐渐提高自我护理的能力。

二、日常生活活动训练的方法

(一)进食训练

饮食是摄取营养的必要途径,对意识清楚、全身状况稳定者,可进行饮食动作训练。这对促进患者身体健康、提高生活活动能力具有很重要的意义。

1. 进食动作训练

① 将食物及餐具放在便于使用的位置上,必要时碗、盘应用吸盘固定;② 将患者身体靠近餐桌,患侧上肢放在桌子上,手臂处于正确的位置可以帮助患者进食时保持对称直立的坐姿;③ 帮助患者用健手把食物放在患手中,再由患手将食物放于口中,以训练健、患手功能的转换;当患侧上肢恢复一定主动运动时,可用患手进食;④ 丧失抓握能力、协调性差或关节活动受限者,应将食具加以改良,如使用加长加粗的叉、勺,或将叉、勺用活套固定于手上(图2-88)。

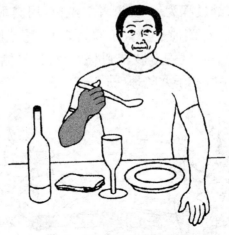

图2-88　进食动作训练

2. 饮水训练

① 杯中倒入适量的温水,放于适当的位置;② 单手或双手伸向茶杯,可用患手持杯,健手帮助以稳定患手,端起后送至嘴边;③ 缓慢倾斜茶杯,倒少许温水于口中,闭唇,咽下;④ 必要时用吸管饮水(图 2-89)。

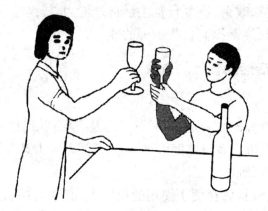

图 2-89 饮水训练

(二)穿脱衣服训练

穿脱衣物是日常生活活动中不可缺少的动作,需要患者有保持坐位平衡的能力,并有一定的协调性和准确性。训练时要给予充足的时间和指导,大多数患者可独立进行。

1. 穿脱开襟上衣

(1)穿开襟上衣的过程为 ① 患者取坐位,用健手找到衣领;② 将衣领朝前平铺在双膝上,患侧袖子垂直于双腿之间;③ 用健手协助患肢套进袖内并拉衣领至肩上;④ 健侧上肢转到身后,将另一侧衣袖拉到健侧斜上方;⑤ 穿健侧上肢,系好扣子并整理(图 2-90)。

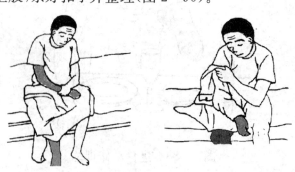

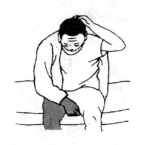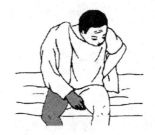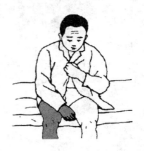

图 2-90　穿开襟上衣训练

（2）脱开襟上衣的过程正好相反　① 用健手解开扣子,先用健手脱患侧至肩下;② 再脱健侧至肩下;③ 然后两侧自然下滑脱出健手;④ 再脱出患手(图1-91)。

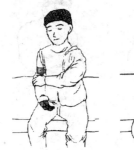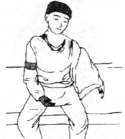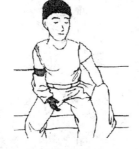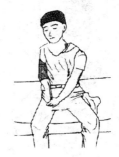

图 2-91　脱开襟上衣训练

2. 穿脱套头上衣训练

（1）穿套头上衣的过程为　① 患者取坐位,用健手将衣服平铺在健侧大腿上,领子放于远端,患侧袖子垂直于双腿之间;② 用健手将患肢套进袖内并拉到肘以上;③ 再穿健侧袖子;④ 健手将套头衫背面举过头顶;⑤ 套过头部,整好衣服(图 2-92)。

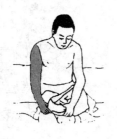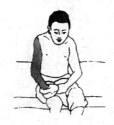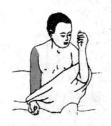

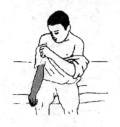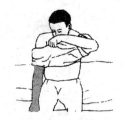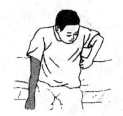

图 2-92　穿套头上衣训练

（2）脱套头上衣的过程为　①　先将衣身上拉至胸部以上；②　再用健手拉住衣服背部；③　从头转到前面，使衣服从头后方向前脱出；④　先脱出健手，后脱患手（图 2-93）。

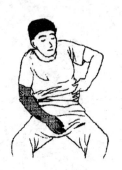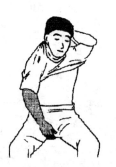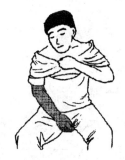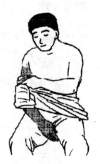

图 2-93　脱套头上衣训练

3. 穿脱裤子

（1）穿裤子的过程为　①　患者取坐位，用健手从腘窝处将患腿抬起放在健腿上，患腿呈屈髋、屈膝状；②　用健手穿患侧裤腿，拉至膝以上，放下患腿，全脚掌着地；③　穿健侧裤腿，拉至膝上；④　抬臀或站起向上拉至腰部；⑤　整理系紧（图 2-94）。

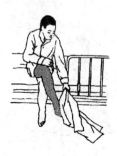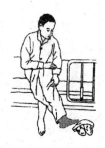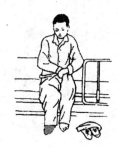

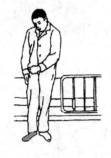
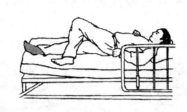
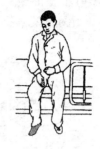

图 2-94 穿裤子训练

（2）脱裤子的过程为 ① 病人站立位，松开腰带，裤子自然下落；② 然后坐下，先抽出健腿，后抽出患腿；③ 健腿从地上挑起裤子，整理好待用。

患者平衡较好者取坐—站式，平衡不好者取坐—卧式训练穿脱衣裤。

4. 穿脱袜子和鞋

① 患者取坐位，双手交叉或用健手从腘窝外将患腿抬起置于健侧腿上；② 用健手为患足穿袜或鞋；③ 放下患腿，全脚掌着地，重心转移至患侧，再将健侧下肢放在患侧下肢上，穿好健侧袜或鞋（图 2-95）。

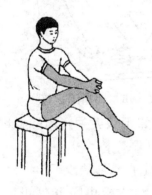
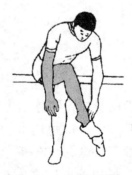
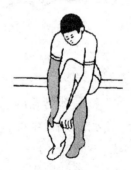

图 2-95 穿脱鞋袜

（三）个人卫生训练

对能在轮椅上坐位坚持 30 分钟以上，健侧肢体肌力良好，全身症状稳定的患者，应尽快进行个人卫生训练，以提高生活自理能力，增强患者的自信心。

1. 洗脸、洗手、刷牙训练

（1）患者坐在水池前，用健手打开水龙头放水，调节水温。用健手洗脸、洗患手及前臂。② 洗健手时,患手贴在水池边伸开放置或将毛巾固定在水池边缘,涂过香皂后,健手及前臂在患手或毛巾上搓洗(图2-96)。

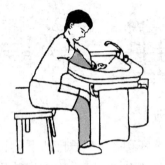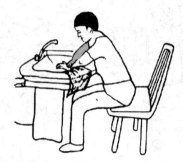

图2-96 洗脸、洗手训练

拧毛巾时,可将毛巾套在水龙头上或患侧前臂上,用健手将两端合拢,向一个方向拧干(图2-97)。

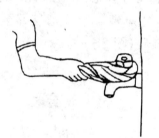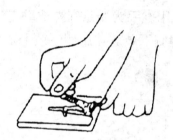

图2-97 单手拧毛巾   图2-98 剪指甲训练

(2)打开牙膏盖时,可借助身体将物体固定(如用膝夹住),用健手将盖旋开,刷牙的动作由健手完成。必要时可用电动牙刷代替。

(3)清洗义齿时,可用带有吸盘的毛刷等,固定在水池边缘。

(4)剪指(趾)甲时,可将指甲剪固定在木板上,木板再固定在桌上,进行操作(图2-98)。

2. 洗澡

(1)盆浴 ① 患者坐在紧靠浴盆的椅子上,最好是木制椅,高度与浴盆边缘相等;② 脱去衣物,用健手托住患腿放入盆内;③ 再用健手握住盆沿,健腿撑起身体前倾,抬起臀部移至盆内椅子上,把健腿放入盆内(图2-99)。

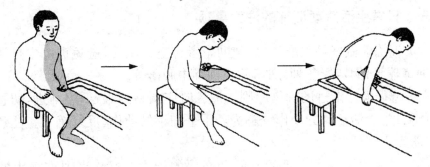

图 2-99 入浴盆训练(1)

亦可用一块木板,下面拧 2 个橡皮柱固定在浴盆一端。① 患者将臀部移向盆内木板上;② 将健腿放入盆内;③ 再帮助患腿放入盆内(图 2-100)。

洗毕,出浴盆顺序与前面步骤相反。

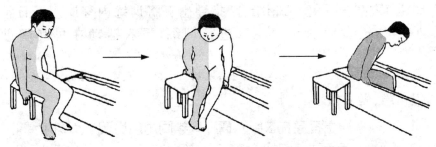

图 2-100 入浴盆训练(2)

(2)淋浴 患者可坐在淋浴凳或椅子上,先开冷水管,后开热水管调节水温。

洗涤时,用健手持毛巾擦洗;用长柄的海绵浴刷擦洗背部和身体的远端(图 2-101);对于患侧上肢肘关节以上有一定控制能力的患者,将毛巾一端缝上布套,套于患臂上协助擦洗。拧干毛巾时,将其压在腿下或夹在患侧腋下,用健手拧干。

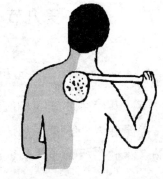

图 2-101 用长柄的海绵浴刷擦洗背部

三、日常生活活动训练的注意事项

（1）训练前做好各项准备，如帮助患者排空大小便，避免训练中排泄物污染训练器具；固定好各种导管，防止训练中脱落等。

（2）遵循循序渐进的训练原则。训练时应从易到难，循序渐进，切忌急躁，可将日常生活活动的动作分解为若干个细小的动作，反复练习。注意保护，以防发生意外。

（3）训练时要给予充足的时间和必要的指导。操作者要有极大的耐性，对患者的每一个微小进步，都应给予恰当的肯定和赞扬，从而增强患者的信心。

（4）训练后要注意观察患者的精神状态和身体状况，如是否过度疲劳，有无身体不适，以便及时给予必要的处理。

（5）训练应与实际生活相结合，指导患者将训练内容应用于日常生活活动中，如进食活动在中晚餐进行训练，更衣活动在早晚间进行训练。

> **想一想，做一做**
>
> 　1. 如何指导患者穿脱衣服？请在同学间角色扮演中练习掌握。
> 　2. 日常生活活动训练的注意事项有哪些？

第九节　作 业 疗 法

> **学习目标**
>
> 　1. 了解作业疗法的目的和作用。
> 　2. 掌握作业活动的常用方法和内容。
> 　3. 熟悉作业疗法的注意事项。

一、作业疗法的意义和作用

作业疗法是指根据患者情况,选择日常生活、工作、劳动等作业活动方式,使其得到训练,促进患者躯体、心理和社会方面功能康复的一种治疗方法。它是进行整体康复,使患者回归社会的一个重要手段。作业治疗环境的设施和氛围接近于家庭和社会环境,有现实的生活气息,不但能提高患者的兴趣,也能提高治疗效果,尤其在家庭中进行作业治疗更有利于较快地过渡到正常生活。作业疗法的作用主要有:

(1) 最大程度地发挥残存功能,改善躯体功能状况。

(2) 提高日常生活活动的自理能力,改善生活质量。

(3) 增强患者自信心,提高生活乐趣,促进心态平衡。

(4) 有利于提高职业技能水平,实现自立自强。

二、作业疗法的内容

1. 作业疗法的功能训练

专门针对患者某些功能障碍进行改善或恢复的训练。此阶段是技能训练的基础。

(1) 加强运动功能的作业训练

1) 加大关节活动范围的作业训练:如选择上肢推举、滚桶训练(图2-102)、打篮球、打保龄球可训练肩、肘伸屈动作;拧螺帽、拧龙头、绘图、编织、拼图可训练手、腕、前臂的活动功能;上下楼梯、踏自行车可训练髋、膝、踝关节的伸屈动作。

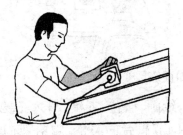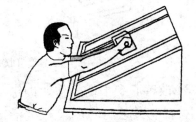

(1)上肢推举训练

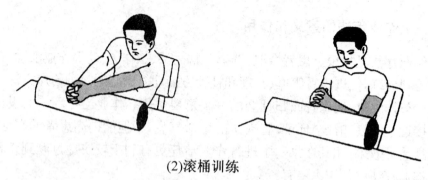

(2)滚桶训练

图 2-102　加大关节活动范围的作业训练

2）增强肌力的作业训练：如推重物、举哑铃、拉锯、踏功率自行车来训练肌力。

3）提高平衡协调能力的作业训练：如拉锯、刺绣、缝纫、磨墨、嵌插可训练上肢协调功能；套圈、抛实心球、打保龄球可训练下肢协调功能。

（2）提高感知觉功能的作业训练　包括视听触觉训练、位置觉训练、认物辨别训练（图 2-103）、记忆理解表达力训练，可从简单的日常用品开始，如硬币、书本、小球、钥匙、闹钟、碗、刀、叉等，制定适宜的作业内容，也可结合日常用语交流，恢复、提高缺失的感知觉能力。

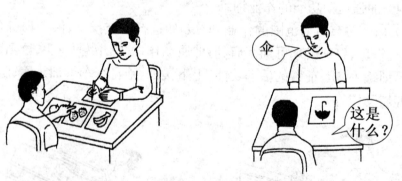

图 2-103　认知训练

（3）改善心态平衡的作业训练　书法、绘画、插花、下棋、园艺、编织、打扫卫生、看电影电视、游戏、球类活动等可调节患者的心情，陶冶他们的情操，有助于促使他们形成积极乐观的人生态度。可根据患者的兴趣爱好及各自的特殊情况制定相应的作业内容，最好采用集体活动方式。

2. 作业疗法的技能训练

当功能训练进行一段时间后,患者的整体功能有较大进步时,可以进行下一阶段的技能训练,以提高患者某些方面的技能。

(1) 日常生活活动训练　见本章第八节。

(2) 木工木刻作业训练　推刨木头、锯木、砂磨、锤钉、拧螺钉等练习。

(3) 编织刺绣作业训练　设计图案、编织衣物、刺文绣图练习。

(4) 缝纫裁剪作业训练　裁剪布料、缝补衣物、脚踏或手摇缝纫机制作衣服练习。

(5) 黏土制陶作业训练　调和黏土(图 2-104)、塑形烧制、木插板(图 2-105)练习。

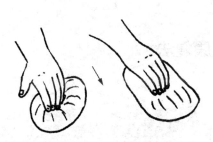

图 2-104　捏橡皮泥

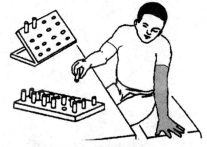

图 2-105　木插板训练

(6) 园艺休闲作业训练　养花种草、浇水施肥、修剪造型、绘画写字、垂钓等练习。

(7) 办公文书作业训练　书写,整理文件资料,操作计算机,接听电话传真等练习。

(8) 绘图设计作业训练　工艺美术设计、利用电脑进行动画设计等练习。

三、作业疗法的注意事项

(1) 安排作业疗法内容时,应依据患者的体力、病情、兴趣、生活与工作的需要,如在实施过程中,发现患者主动性不足,甚至产生厌烦情绪时,应及时分析原因,暂停作业活动或调整治疗处方。

(2) 偏瘫、脑瘫等患者进行作业活动时,必须有康复人员或家属给予监护或指导,保证作业活动的安全性。

(3) 仔细观察作业量、作业强度是否适合患者,如不相适应时,要定期评估,及时调整。

(4) 有部分患者遇到困难易产生畏难情绪,缺乏信心,应不断鼓励、引导患者主动参与,培养他们坚强的意志、顽强的毅力。

(5) 要根据患者的具体情况和循序渐进的原则安排作业活动,难度、作业量可不断递加,一般每次 20~40 分钟,每日 1 次。8 周一个疗程。

> ■ **想一想,做一做**
>
> 1. 作业疗法的目的和作用是什么?
> 2. 你怎样针对老年患者的功能障碍情况选择作业疗法?
> 3. 作业活动的注意事项是什么?

第十节　按摩康复法

> ■ **学习目标**
>
> 1. 了解按摩康复法的意义及基本要求。
> 2. 掌握各种按摩手法的操作要领。
> 3. 熟悉常用按摩手法的适应证及注意事项。

一、按摩康复法的意义

按摩又称推拿,是采用各种手法在患者体表的一定部位或穴位上进行操作的一种康复护理手法。按摩康复法具有疏通经络、运行气血,活血散瘀、舒筋活络,调节内脏功能,增强机体抗病能力等作用,在康复护理中具有很高的实用价值。

按摩手法的基本要求是:持久、有力、均匀、柔和、深透。按摩手法的力量是由轻到重,再由重到轻;手法的动作是由慢到快,再由快到慢;手法的次序自上而下,先左后右;始终是由面到线,由线到点,由点到面。

按摩的适应证比较广泛,可用于骨伤科、外科、内科、妇科、儿科等不同类型的疾病。如骨折后关节功能障碍,软组织损伤后,截肢、断肢手术后,颈椎病,肩关节周围炎,颈、腰椎间盘突出症,脑血管病造成的偏瘫,脊髓病造成的截瘫,神经衰弱,高血压,落枕,急、慢性腰肌劳损,类风湿关节炎,胃脘痛,胃下垂,头痛,支气管哮喘,失眠等。

二、常用按摩手法

中医按摩手法十分丰富,现将康复护理中常用的基本手法分为6大类,简介如下:

（一）摆动类

1. 推法

用大拇指指端着力于一定的穴位或部位上,以肘部为支点,用前臂的主动摆动带动腕部摆动和拇指关节做屈伸活动,使产生的动力持续作用于治疗部位的手法,称为一指禅推法。用指、掌或肘着力于受术部位上,进行单方向直线移动的手法分指推法、掌推法、肘推法(图2－106)。本法适用于全身各部及腧穴。

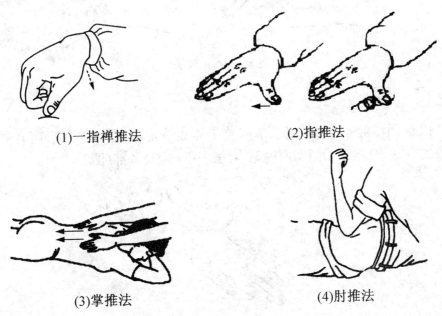

(1)一指禅推法　　　　(2)指推法

(3)掌推法　　　　(4)肘推法

图2－106　推法

2. 㨰法

用手背近小指侧部位、手掌小鱼际侧处为着力点,通过腕关节屈伸外旋

的连续往返动作,使手背连续不断地在按摩部位上来回滚动的方法。本法
适用于腰、背及四肢肌肉丰厚处(图2-107)。

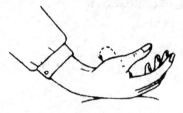

图2-107 擦法

3. 揉法

用掌根、大鱼际或指腹着力于受术者一定部位进行环形移动的方法,分
指揉和掌揉两种。本法适用于全身各部(图2-108)。

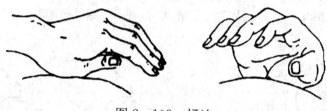

图2-108 揉法

(二)摩擦类

1. 摩法

以食、中、无名指指腹或手掌附着于体表一定部位上,做环形而有节奏
抚摩的方法,分掌摩和指摩两种。本法适用于全身各部(图2-109)。

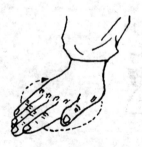

图2-109 摩法

2. 擦法

以手指指腹或手掌置于受术者一定部位上,向两个相反方向进行直线

来回滑动的方法,分掌擦法、大鱼际擦法和小鱼际擦法。本法适用于胸、腹、胁部(图2-110)。

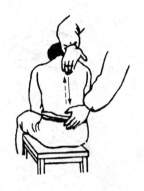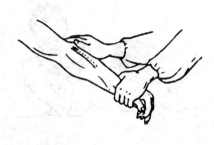

图2-110　擦法

3. 搓法

用两手在肢体上相对用力进行快速搓揉,同时做上下往返运动。本法适用于上肢部(图2-111)。

(三)振动类

1. 抖法

用双手握肢体远端做牵拉引导,使整个肢体呈波浪形起伏抖动。本法能放松肌肉,主要用于上肢部位,常与搓法配合,作为治疗结束手法(图2-112)。

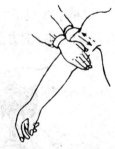

图2-111　搓法

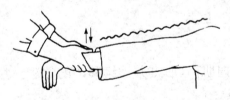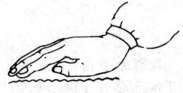

图2-112　抖法　　　　　　　　图2-113　振法

2. 振法

用手指或手掌着力于体表,作频率密集的快速振颤动作的手法,分指振法和掌振法。本法适用于全身各部和穴位(图2-113)。

(四)挤压类

1. 按法

用手指、手掌或肘尖置于受术者一定部位上,逐渐用力下压的方法,分指按法、掌按法和肘按法。指按法适用于全身各部穴位,掌按法适用于腰背及下肢,肘按法适用于腰背及臀部(图2-114)。

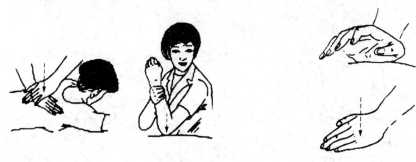

图 2-114 按法

2. 拿法

以单手或双手的拇指与其余四指相对,握住施术部位,相对用力,并做持续、有节律的提捏方法。本法适用于颈项、肩背、腰腹、四肢等部位(图2-115)。

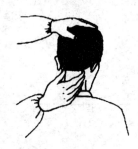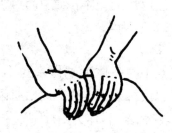

图 2-115 拿法

3. 捏法

以拇指、食指或拇指、食指、中指挤捏肌肉、肌腱并连续移动的方法。常用于颈肩、肩背、四肢等部位(图2-116)。

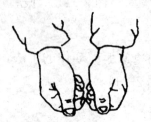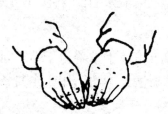

图 2-116 捏法

（五）叩击类

1. 拍法

用虚掌拍打体表的方法。本法适用于肩背、臂及四肢等部位（图 2 - 117）。

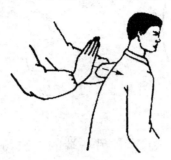

图 2 - 117　拍法

2. 击法

用拳背、掌根、掌侧小鱼际、指尖叩击体表的方法。本法常用于头面、胸腹部（图 2 - 118）。

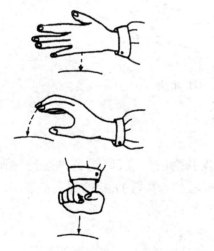
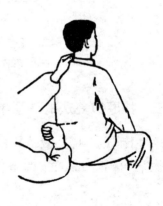

图 2 - 118　击法

（六）运动关节类

1. 摇法

顺势轻巧地做各关节的旋转、绕环等被动运动的一种方法，如摇肩、摇髋、摇踝等。本法适用于四肢关节及颈项等部位（图 2 - 119）。

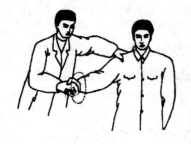 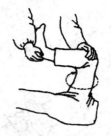 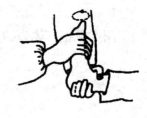

图 2-119 摇法

2. 拔伸法

固定肢体或关节的一端,牵拉另一端的方法,有头颈部拔伸法、肩关节拔伸法、腕关节拔伸法、指关节拔伸法。本法对扭错的肌腱和移位的关节有整复作用(图 2-120)。

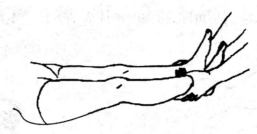

图 2-120　拔伸法

三、按摩康复法的注意事项

急性传染病、烧伤及冻伤的部位、皮肤病的病变部位、各种恶性肿瘤、出血性疾病、精神分裂症、严重的骨质疏松症、孕妇的腰骶部及腹部均不宜按摩。

🔲 想一想,做一做

1. 试述按摩康复法的手法要求和适应范围。
2. 常用的按摩手法有哪些,操作要领是什么?
3. 操作练习各种按摩手法。

第三章

常见老年慢性病的康复

第一节 脑卒中的康复护理

学习目标

1. 了解发生脑卒中的危险因素和早期介入康复训练的意义。
2. 掌握一侧肢体功能障碍的康复护理方法。
3. 熟悉脑卒中典型的痉挛模式和与其对抗的康复方法。
4. 能结合患者的实际进行健康教育。

一、概述

脑卒中,又称脑血管疾病,是由各种病因使脑血管发生病变而导致脑功能缺损的一组疾病的总称,包括出血性的脑出血、蛛网膜下腔出血和缺血性的脑血栓形成、脑栓塞两大类。脑卒中发病的危险因素分为两类:一类为无法干预的因素,如年龄、种族、性别、遗传等;另一类是可以干预的因素,如高血压、心脏病、糖尿病和短暂性脑缺血发作等。

脑卒中是常见病、多发病,大部分患者起病较急,有头痛、呕吐、血压变化、体温变化等一般症状及意识障碍、运动障碍、感觉障碍、言语障碍等临床表现。脑卒中目前仍缺乏有效的治疗方法,其发病率、死亡率、致残率和复发率均很高。脑卒中致残后常严重影响病人的日常生活,增加社会和家庭的负担。大量的临床实践证明,早期、科学、合理的康复训练介入能有效地恢复功能,避免并发症,提高生活质量。本节重点介绍运动功能障碍(偏瘫)的康复训练。

二、康复护理评估

(一)运动功能评估

脑血管疾病发生后,由于病变部位不同引起的功能障碍是多种多样的,因此脑血管病所致残的范围也非常大。常见的一侧肢体运动功能障碍,即偏瘫,是致残的重要原因之一。要想对偏瘫患者提供恰当的协助,就必须清楚地了解瘫痪的过程。脑卒中患者的肢体运动功能障碍是由于上运动神经元受损,使运动系统失去对高位中枢的控制,从而使原始的、被抑制的、皮层以下中枢的运动反射释放,引起运动模式异常,表现为肌张力增高,甚至痉挛,肌群间协调紊乱,出现异常的反射活动,即共同运动、紧张性反射等脊髓水平的原始的运动形式。目前偏瘫的运动功能评定多采用 Brunnstrom 的偏瘫运动功能六期评定法(图 3-1)。

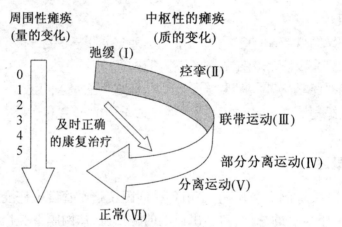

图 3-1 中枢性瘫痪恢复的本质

Brunnstrom 注意到脑血管病偏瘫的恢复过程是一个定型的连续过程,最早提出了偏瘫恢复的六个阶段理论。

Ⅰ期　弛缓,肌肉松弛,不能进行任何活动。

Ⅱ期　肌肉逐渐僵硬,开始出现痉挛和共同运动。

Ⅲ期　共同运动,上肢屈肌痉挛,下肢伸肌痉挛。

Ⅳ期　痉挛状态稍减轻,脱离基本的共同运动。

Ⅴ期　完全脱离共同运动,可以完成大部分分离动作。

Ⅵ期　痉挛状态基本消退,动作接近正常。

所谓共同运动,是指某个关节运动时,其他相关关节也随着一起运动,而且这种运动有固定模式。如想举起患侧的手,结果出现"手指攥拳,手掌向上,肘关节屈曲,腋下分开",全部关节都牵动了。共同运动包括屈肌共同运动和伸肌共同运动。与共同运动相对应,每个关节分别运动称为分离运动。

（二）其他评估

根据患者功能障碍情况进行其他项目评估,如感觉功能、认知功能、言语功能、日常生活活动能力（ADL）及心理评估等。

三、偏瘫的康复措施

偏瘫的康复过程一般须经历五期:早期、软瘫期、痉挛期、相对恢复期和后遗症期。

（一）早期康复

脑卒中的早期是指发病的头几天,康复护理措施应早期介入,但以不影响临床抢救、不造成病情恶化为前提。目的是预防并发症和继发性损害,同时为下一步功能训练做准备。

1. 良姿位

床上良姿位是早期治疗中极其重要的方面,良姿位能预防和减轻上肢屈肌、下肢伸肌的典型痉挛模式的出现和发生,这种痉挛模式会妨碍患者日后上肢的日常生活活动及步行时屈膝,易形成划圈步态。一般每1~2小时更换一次体位,以预防褥疮、肺部感染及痉挛模式的发生。

（1）健侧卧位　健侧在下,患侧在上,患者头部垫枕,胸前放一枕头,患侧上肢向前伸出,肩关节屈曲 90°,患侧肘关节伸展,腕、指关节伸展放在枕上。患侧下肢髋、膝关节自然屈曲向前,放在身体前面另一枕上。健侧肢体自然放置。后背置一枕头以支撑（图3-2）。

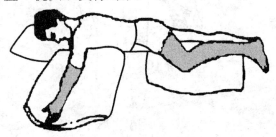

图3-2　健侧卧位

（2）患侧卧位　患侧在下，健侧在上，躯干稍向后旋转，后背用枕头支撑。患臂前伸，肩关节屈曲，肘、腕关节伸展，手指张开，掌心向上。患腿髋关节略后伸，膝关节轻度屈曲。健侧上肢放在身上或后边的枕头上，避免放在身前。健腿屈髋、屈膝向前，腿下放一枕头支撑。患侧卧位可增加对患侧的知觉刺激输入，并使整个患侧被拉长，从而减少痉挛（图3-3）。

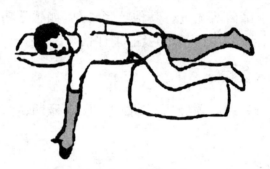

图3-3　患侧卧位

（3）仰卧位　患者头部垫枕，面部朝向患侧。患侧肩胛下放一枕头，使肩上抬前挺，上臂外旋稍外展，肘与腕均伸直，掌心向上，手指伸直并分开，整个上肢放在枕头上。患侧臀部、大腿下面放一枕头，其长度要足以支撑整个大腿外侧以防下肢外旋。膝关节稍垫起使之微屈并向内，足底不放任何东西，以防止增加不必要的伸肌模式的反射活动（图3-4）。

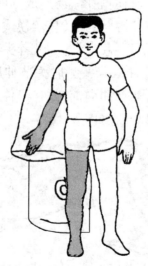

图3-4　仰卧位

2. 被动运动

如病情较稳定,在病后第 3～4 天起患肢所有的关节(包括健侧肢体)都应做全范围的关节被动运动,每日 2～3 次,直到主动运动恢复,以防关节挛缩、肌肉萎缩。活动顺序由大关节到小关节,循序渐进,缓慢进行,切忌粗暴,患者意识清醒后尽早开始做助力运动(见第二章第二节)。

3. 按摩

对患肢进行按摩可促进血液、淋巴回流,防止和减轻浮肿,同时又是一种运动感觉刺激,有利于运动功能恢复。按摩要轻柔、缓慢,有节律地进行,不使用强刺激性手法。对肌张力高的肌群用安抚性质的推摩;对肌张力低的肌群则予以擦摩和揉捏。

(二)软瘫期的康复

软瘫期亦称床上训练期,是指发病后的 2～3 周内,相当于 Brunnstrom 的 I 期和 II 期。通常在患者生命体征平稳后即可进行床上的主动康复运动训练。

1. 翻身训练

尽早使患者学会向两侧翻身,以避免长期固定于一种姿势而出现压疮及肺部感染等并发症。

(1)向健侧翻身　仰卧位双手交叉,患手拇指置于健手拇指之上(Bobath 式握手),或健手握住患手手腕,屈膝,健腿插入患腿下方。交叉的双手伸直举向上方,做左右侧方摆动,借助摆动的惯性,让双上肢和躯干一起翻向健侧。康复护理人员可协助其转动骨盆或肩胛(图3-5)。

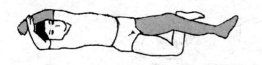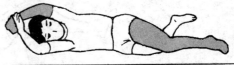

图 3-5　向健侧翻身

(2)向患侧翻身　患者仰卧位,双手 Bobath 式握手,向上伸展上肢(或健侧上肢放腹部),健侧下肢屈曲,双上肢左右侧方摆动,当摆向患侧时,顺势将身体翻向患侧(图3-6)。

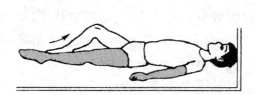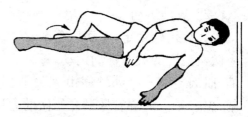

图 3-6 向患侧翻身

2. 桥式运动

在床上进行翻身训练的同时,必须加强患侧伸髋屈膝肌的练习。这对避免患者今后行走时出现偏瘫步态十分重要。

(1)双侧桥式运动 患者仰卧,帮助患者将双膝屈曲,双足靠拢平踏床面,让患者伸髋将臀抬离床面。如患髋外旋外展不能支持,则帮助将患膝稳定住(图3-7)。

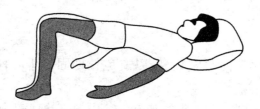

图 3-7 双侧桥式运动

(2)单侧桥式运动 当患者能完成双桥动作后,可让患者伸展健腿,患腿完成屈膝、伸髋、抬臀的动作(图3-8)。

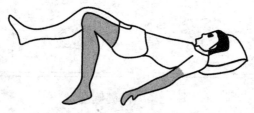

图 3-8 单侧桥式运动

(3)动态桥式运动 为了获得下肢内收和外展控制能力,患者仰卧屈膝,双足踏住床面,双膝平行并拢,健腿保持不动,患腿做交替的幅度较小的内收和外展动作,并学会控制动作的幅度和速度。然后患腿保持中立位,健腿做内收外展练习,还可以把健腿放在患腿上,完成抬臀动作,此为"负重桥式"(图3-9)。

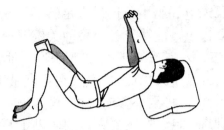
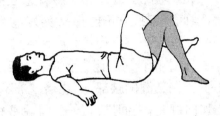

图 3-9 动态桥式运动

3. 坐位及坐位平衡训练

完成桥式运动后患者可由平卧位经患侧向坐位的转移。尽早让患者坐起，能防止肺部感染、静脉血栓形成、褥疮等并发症，减少不良情绪。

（1）坐位耐力训练 部分长期卧床的患者，为避免突然坐起引起体位性低血压，首先应进行坐位耐力训练。先从半坐位（约30°）开始，如患者能坚持30分钟并且无明显体位性低血压，则可逐渐增大角度（45°、60°、90°）、延长时间和增加次数，如患者能取90°坐位30分钟，则可进行从床边坐起训练。

（2）从床边坐起 患者先侧移至床边，将健腿插入患腿下，用健腿将患腿移于床边外，患膝自然屈曲。然后头向上抬，躯干向患侧旋转，健手横过身体，在患侧用手推床，把自己推至坐位，同时摆动健腿下床。必要时康复人员可以一手拉患者健手，另一手握住并移动下肢下床。注意千万不能拉患肩（图3-10）。

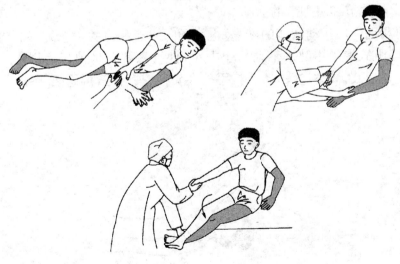

图 3-10 床边坐起

（3）坐位平衡训练　患者患肢的髋关节和躯干肌还没有足够的平衡能力，因此坐起后常不能保持良好的稳定状态。帮助患者坐稳的关键是坐位平衡训练。静态平衡（一级平衡）训练包括左右平衡训练和前后平衡训练。① 左右平衡训练：让患者坐位，康复人员坐于其患侧，一手放在患者腋下，一手放在其健侧腰部，嘱患者头部保持正直，将重心移向患侧，再逐渐将重心移向健侧，来回进行。② 前后平衡训练：患者在康复人员的协助下身体向前或后倾斜，然后慢慢恢复中立位，反复训练。静态平衡（一级平衡）完成后，进行自动动态平衡（二级平衡）训练，即要求患者的躯干能做前、后、左、右、上、下各方向不同角度的摆动运动。最后可进行他动动态平衡（三级平衡）训练，即在他人一定的外力推动下仍能保持平衡（图 3-11）。

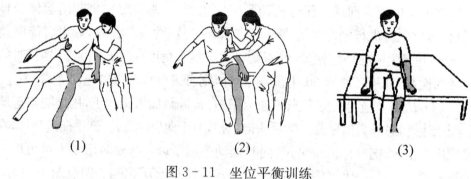

（1）　　　　　　　　　　（2）　　　　　　　　　　（3）

图 3-11　坐位平衡训练

4. 肩关节和肩胛带的活动

可帮助上肢运动功能的恢复，也可预防肩痛和肩关节挛缩。患者仰卧，以 Bobath 式握手用健手带动患手上举，伸直患臂。坐位患者以 Bobath 式握手上举上肢，高举过头，然后将手放在头顶、头后方，再返回（图3-12）。

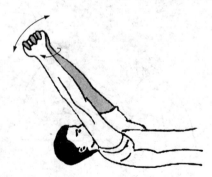

图 3-12　肩关节和肩胛带的活动训练

5. 下肢控制能力训练

患者卧床期间进行下肢训练,可以改善下肢控制能力,为行走训练做准备。

(1) 髋、膝屈曲练习　仰卧位,上肢置于体侧,康复人员用手握住患者的患足,使之背屈旋外,腿屈曲,并保持髋关节不外展外旋,待此动作阻力消失后再指导患者缓慢地伸展下肢。以后可将患肢摆放屈髋屈膝、足支撑在床上体位,并让患者保持这一体位,随着控制能力的改善,指导患者将下肢伸展(图3-13)。

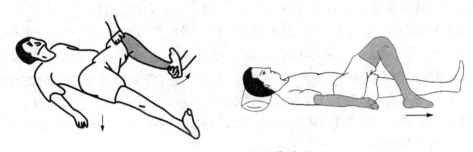

图3-13　髋、膝屈曲练习

(2) 踝背屈练习　康复人员握住患者的踝部,自足跟向后向下加压,另一只手抬起脚趾使之背屈且保持足外翻位。当被动踝背屈抵抗逐渐消失后,要求患者主动保持该姿势。随后指导患者进行主动踝背屈练习(图3-14)。

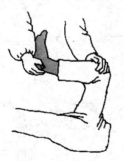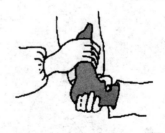

图3-14　踝背屈练习

(三) 痉挛期的康复

痉挛的出现是疾病发展的规律,一般持续3个月左右,相当于

Brunnstrom Ⅲ期,可随意引起共同运动。此期的护理目标是控制痉挛和异常运动模式,促进分离运动的出现。

1. 抗痉挛训练

大部分患者患侧上肢以屈肌痉挛占优势,下肢以伸肌痉挛占优势。表现为肩胛骨后缩,肩带下垂,肩内收、内旋,肘屈曲,前臂旋前,腕屈曲伴一定的尺侧偏,手指屈曲内收;骨盆旋后并上提,髋伸、外旋,膝伸,足趾屈内翻。因此在进行训练时要特别注意:打破左右侧和上下肢之间的联合反应,即下肢用力时患侧上肢应伸展,上肢用力时下肢应屈曲。

指导卧床患者采用 Bobath 式握手(两手交叉紧握,患侧拇指在上)。上举上肢,使患侧肩胛骨向前,患肘伸直;坐位时指导患者将患肘伸直,手指伸展分开,撑于椅面上,然后将身体重心缓慢移至患侧或双手向后撑于桌面上;仰卧位时双腿屈曲,Bobath 式握手抱住双膝,将头抬起轻轻前后摆动使下肢更加屈曲,或双手向前触地,或双手推球练习。站立时,肘关节伸直,身体重心向前,下肢屈曲(图 3 - 15)。此外,还可以进行桥式运动,也有利于下肢伸肌痉挛的减弱。

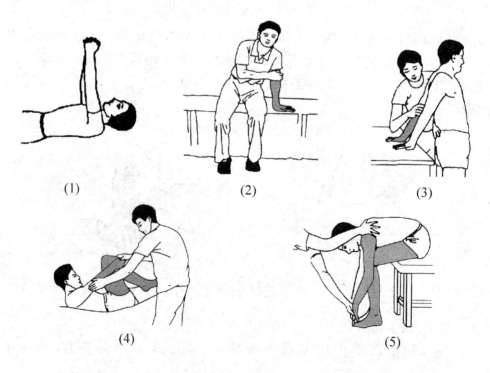

(1)   (2)   (3)

(4)   (5)

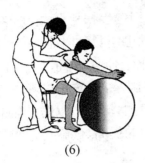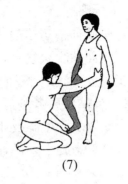

(6) 　　　　　　　　　　　　　　　　(7)

图 3 - 15　抗痉挛训练

2. 坐站转换及站立平衡训练

　　康复人员指导患者双手交叉，套在其颈后，双膝顶住患者的患膝，让患者屈髋、身体前倾，重心移至双腿，然后伸膝、伸髋、挺胸直立。患者负重能力加强后，可让患者双手交叉、屈髋、身体前倾，然后自行站立。完成坐站转换后，可对患者依次进行扶站、平行杠间站立、徒手站立及站立三级平衡训练(图 3 - 16)。

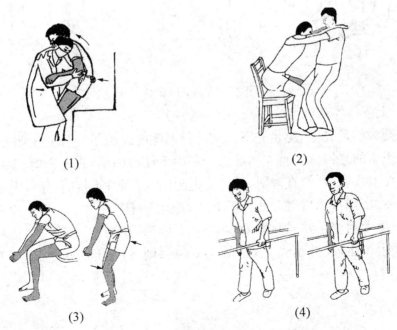

(1) 　　　　　　　　　　　　　　　(2)

(3) 　　　　　　　　　　　　　　　(4)

图 3 - 16　坐站转换及站立训练

3. 步行训练

患者患腿向前迈步时,要求其躯干伸直,用健手扶栏杆,重心移至健腿,膝关节轻度屈曲。康复人员扶住其骨盆,帮助患侧骨盆向前下方运动,防止患腿迈步时外旋;当健腿向前迈步时,患者躯干伸直,健手扶栏杆,重心前移,康复人员站在患者侧后方,一手放置于患腿膝部,防止患者迈步时膝关节突然屈曲以及发生膝反张,另一手放置于患侧骨盆部,以防其后缩。健腿开始只迈至与患腿平齐位,随着患腿负重能力的提高,健腿可适当超过患足(图 3 - 17)。

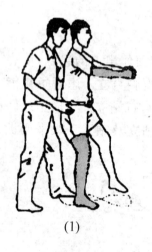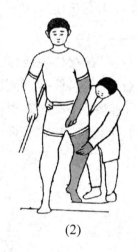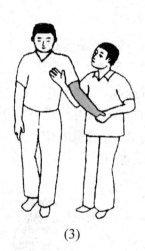

(1)　　　　　　　　(2)　　　　　　　　(3)

图 3 - 17　步行训练

4. 上下楼梯训练

原则为健足先上、患足先下。在进行训练前应给予充分的说明和示范,以消除患者的恐惧感。首先指导患者利用手杖帮助练习,上楼时,手杖和健足先放在上级台阶,伸直健腿,把患腿提到同一台阶;下楼时,手杖与患足先下到下一级台阶,然后健足迈下到同一级台阶(图 3 - 18)。步态逐渐稳定后,指导患者用双手扶楼梯栏杆独自上下楼梯,患者将患手搭在楼梯扶手上,用健手按住,按健足先上、患足先下的原则,慢慢地一步一移上下楼梯(图 3 - 19)。

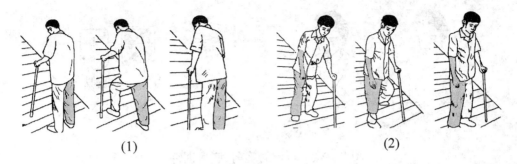

(1)   (2)

图 3-18 握手杖上下楼梯

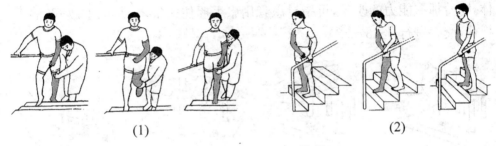

(1)   (2)

图 3-19 扶栏上下楼梯

5. 上肢控制能力训练

上肢控制能力训练包括臂、肘、腕、手的训练。

(1) 肘的控制训练 重点在于伸展动作上。患者仰卧或坐位,患上肢上举,尽量伸直肘关节,然后缓慢屈肘,用手触摸自己的口、对侧耳和肩(图3-20)。

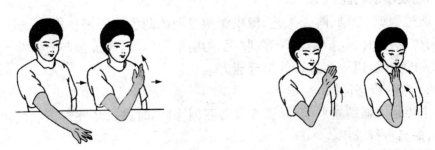

图 3-20 肘的控制训练

(2) 前臂的旋前、旋后训练 指导患者坐于桌前,用患手翻动桌上的扑克牌;亦可在任何体位让患者转动手中的一件小物(图3-21)。

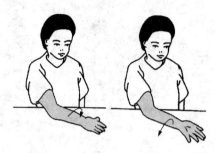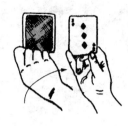

图 3 - 21 前臂的旋前、旋后训练

（3）手的抓握训练 指导患者用患手握小皮球击打放置在前边的物体，随着抓握能力的改善，可指导患者用患手握住一根木棍，患手放开，健手抓住，交替进行（图 3 - 22）。

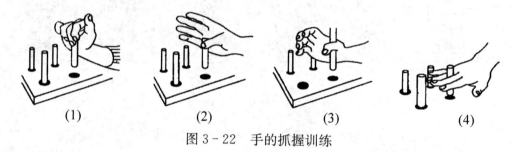

(1)   (2)   (3)   (4)

图 3 - 22 手的抓握训练

（四）相对恢复期

此期患者逐渐纠正错误的运动模式，产生正确的运动模式。护理要点是指导患者进行改善手功能和改善步态的训练。

1. 改善手功能训练

通过编织、绘画、陶瓷工艺、橡皮泥塑等训练两手协同操作能力；通过打字、砌积木、拧螺丝、拾小钢珠等训练手的精细动作，同时加强与日常生活动作有关的训练，以提高患者的综合能力。

2. 改善步态训练

主要是加强站立平衡、屈膝和踝背屈训练，同时进一步完善下肢的负重能力，提高步行效率。

（五）后遗症期

偏瘫患者经过大约 1 年的积极治疗和康复后，仍有部分患者留有不同程度的后遗症，主要表现为肢体痉挛、关节挛缩畸形、运动姿势异常等。此期康复护理的目的是指导患者继续训练和利用残余功能,指导家属尽可能地改善患者周围环境,争取最大程度的生活自理。

(1) 维持性训练,进行维持功能的各项训练。

(2) 指导正确使用辅助器,如手杖、步行器、轮椅、支具,以补偿患肢的功能。

(3) 加强健侧的训练,以增强其代偿能力。

(4) 对家庭环境做必要的改造,如门槛和台阶改成斜坡,蹲式便器改成坐式便器,厕所、浴室、走廊加扶手等。

四、偏瘫患者康复方法

(一) 仰卧位康复训练

1. 上肢运动(抬肩)

① 双手手指交叉,患侧拇指在上,若手指不能交叉,健手从小指侧握住患侧的手,放在腹部;② 手心朝向头部,双臂向上举;③ 双臂举向头顶部,安静的放松,保持这个姿势5～10秒,然后手慢慢收回到腹部(图3-23)。

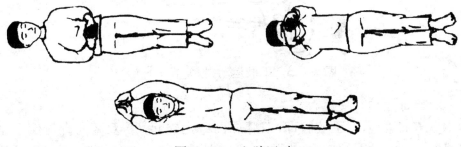

图 3-23　上肢运动

2. 下肢运动

(1) 髋关节伸展　① 双手指交叉放腹部,双膝立起,保持这个姿势5～10秒;② 慢慢分开双膝,腿不要突然倒下;③ 双侧足底相对,腿倒下时用一侧控制住,还原(图3-24)。

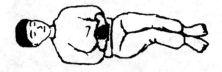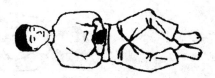

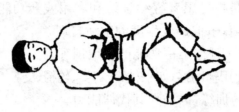

图 3-24 下肢运动（髋关节屈曲）

（2）膝关节屈曲 ① 先做健侧：双手交叉放在腹部，双腿伸直，健侧的膝盖屈曲，用双手抱住；② 保持另一腿着地的同时，双手抱膝盖进一步屈曲，向腹部靠近；③ 还原后再做患侧：抱住患侧的膝盖，按同样的要求重复动作（图 3-25）。注意：患侧较困难，必要时可协助。

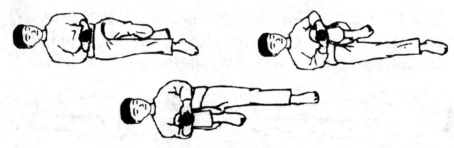

图 3-25 下肢运动（膝关节屈曲）

3. 腰部运动

① 双肩着地，双手放腹部，双膝屈曲并拢立起；② 双膝向患侧倒下着地，头转向健侧，保持扭腰的姿势 5～10 秒；③ 还原，双膝向健侧倒下，其他动作如前（图 3-26）。

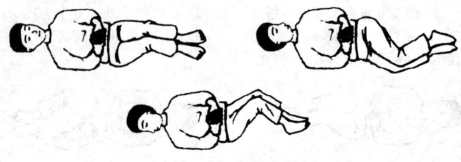

图 3-26 腰部运动

（二）坐位康复训练

1. 上肢运动

① 手指交叉用力握紧；② 慢慢举向头上方；③ 手放至头后，手心朝向头部，扩胸，完成动作有困难者稍稍给予协助；④ 还原（图 3 - 27）。

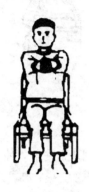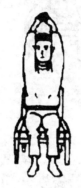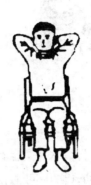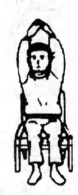

图 3 - 27　上肢运动

2. 肩部运动

① 健侧的手从患侧手臂下伸出，抓住患侧的肩，使两肩胛骨之间的距离变宽；② 用健侧手臂上抬、放下患侧手臂 3～5 次；③ 还原，做腹式呼吸放松（图 3 - 28）。

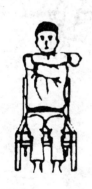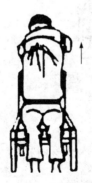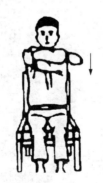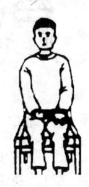

图 3 - 28　肩部运动

3. 转体运动

① 双膝交叉，健侧的腿放在患腿上；② 抵住患腿，身体、手臂向健侧转动；保持姿势 5～10 秒；③ 换腿换方向再做（图 3 - 29）。

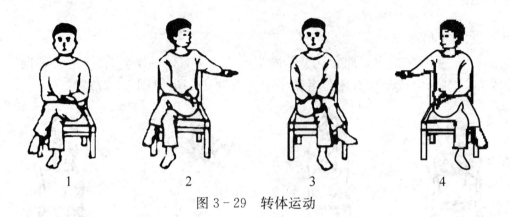

图 3-29　转体运动

4. 下肢运动

① 患腿放在健腿上呈水平,能看见脚心;② 活动踝关节和脚趾关节,用手托住患脚向腹部移动;③ 再向上抬起,保持姿势5～10秒(图3-30)。

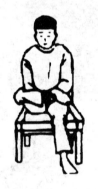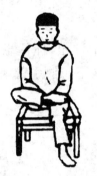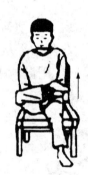

图 3-30　下肢运动

五、健康指导

(1) 教育患者应主动参与康复训练,并持之以恒。

(2) 保持情绪稳定,避免不良情绪的刺激。

(3) 生活有规律,睡眠充足,适当运动,劳逸结合,保持大便通畅。

(4) 合理饮食,减少钠与脂肪的摄入,戒烟,适量饮酒,忌暴饮暴食。

(5) 积极治疗高血压、糖尿病、高脂血症、心血管病,控制血压、血糖、血脂在正常范围。

想一想,做一做

1. 引起脑血管意外的原因是什么?

2. 偏瘫患者典型的痉挛模式是什么? 你怎样进行抗痉挛训练?

3. 病案: 患者,男性,68 岁,2 个月前突发头晕、头痛,继而左侧肢体瘫痪,CT 检查为大脑右侧出血约 60 毫升,经手术治疗后,遗留左侧肢体偏瘫,不能活动,生活不能自理。查体: 肌力 0 级,神志清晰,精神欠佳,BP 12/8kPa。诊断: ① 脑出血;② 左侧肢体弛缓性偏瘫。

　　问: ① 患者当前的护理目标是什么?

　　　② 如何为其设计良姿位?

　　　③ 怎样进行运动训练?

4. 学做偏瘫患者也能做的康复操。

第二节　帕金森病

学习目标

1. 了解帕金森病的临床表现和早期康复训练的意义。

2. 掌握帕金森病的康复护理方法。

3. 指导帕金森病患者熟悉自我康复训练方法。

4. 能针对患者的实际进行健康教育。

一、概述

帕金森病又名震颤麻痹,是一种常见于中老年人的神经系统变性疾病。帕金森病多数起病缓慢,逐渐加重,晚期病人可出现肌萎缩、关节挛缩畸形、骨质疏松、心肺功能下降、周围循环障碍、营养不良、压疮和位置性低血压等并发症。患者常丧失日常生活能力,因此,早期康复训练和晚期护理对改善患者生活质量十分重要。

帕金森病主要临床表现为:

1. 震颤

常为首发症状,多由一侧上肢远端开始,逐渐扩展到同侧下肢及对侧肢体。手指的节律性震颤形成所谓"搓丸样动作"。安静和休息时出现或明显,活动时减轻或停止,精神紧张可加重,入睡后消失。

2. 肌强直

发生于肢体和躯干肌群,伸、曲肌均可累及,增高的肌张力始终保持不变,做被动关节活动时,可感到均匀的阻力,称"铅管样强直"。

3. 运动迟缓

主动运动减少,各种动作缓慢,肌张力增高,形成帕金森病特有的征象:"面具脸"、小字征、冻结足、手指精细动作困难等。且易疲劳,不能接受一定强度的康复训练,影响康复效果。

4. 姿势步态异常

站立时呈现屈曲姿势:头部前倾、躯干屈曲,上肢肘关节屈曲,前臂内收,指间关节伸直,拇指和小指对掌;下肢髋、膝关节略为弯曲。病人行走时起步困难,但一旦迈步后,即以小碎步向前冲,越走越快,不能及时停止或转弯,呈"慌张步态",同时上肢摆动减少或完全消失,很容易跌倒。

二、康复护理评估

1. 身心状况评估

身心状况评估包括身体功能、日常生活能力、认知情况等的评估。目前国际上较通用的为 Hoehn Yahr 分期评定法(表 3 - 1)。Ⅰ、Ⅱ级为日常生活能力一期,日常生活无需帮助;Ⅲ、Ⅳ级为日常生活能力二期,日常生活需部分帮助;Ⅴ级为日常生活能力三期,需全面帮助。

表 3 - 1　Hoehn Yahr 分期评定法

分期	日常生活能力	分级	临 床 表 现
一期	正常生活不需帮助	Ⅰ级	仅一侧障碍,障碍不明显。
		Ⅱ级	两侧肢体或躯干障碍,但无平衡障碍。
二期	日常生活需部分帮助	Ⅲ级	出现姿势反射障碍的早期症状,身体功能稍受限,仍能从事某种程度工作,日常生活有轻中度障碍。

续　表

分期	日常生活能力	分级	临 床 表 现
三期	需全面帮助	Ⅳ级	病情全面发展，功能障碍严重，虽能勉强行走、站立，但日常生活有严重障碍。
		Ⅴ级	障碍严重，不能穿衣、进食、站立、行走，无人帮助则卧床，或在轮椅上生活。

2. 心理评估

由于帕金森病病程呈进行性发展，至晚期全身僵硬不能下床，健康状况与日俱下，心理变化由紧张、焦虑到满怀康复的希望，再到烦躁、失望，最后淡漠、绝望。可根据病程的不同阶段进行评估。

三、康复护理措施

（一）康复目标

帕金森病的康复目标是：教会病人和家属康复训练及护理的方法；预防和减少继发性损伤的发生；通过功能训练，充分保持现有功能或延缓功能衰退，提高生活质量；增强肌力和关节活动度，提高平衡协调功能，纠正异常步态；帮助患者和家属调整心理状态，坚定康复信心。

（二）康复护理措施

1. 环境设施的改造

帕金森病是慢性进展性疾病，养老院、社区和家庭应从有利于病人康复和生活活动的角度考虑对设施进行适当的改造，如地面应平整、干燥、防滑，最好改造成无障碍设施；在床、沙发、桌旁及走廊上安装扶手，以利于病人转换姿势，防止跌倒；便器最好改为坐式，高度适中；电器应该带有遥控装置，灯的开关应容易触及，光线应充分；沙发和座椅要避免过于柔软或低矮深凹，方便患者起立。此外，患者使用的各种生活用品应力求简单、方便、牢固，行走困难的病人应备手杖。

2. 关节活动训练

关节活动训练的重点是加强病人的肌力，伸展肌肉，牵引缩短的、绷得紧紧的屈肌,特别是挛缩的肌肉。因此,关节的主动或被动训练是每天不可缺少的。活动时应注意依病人的耐受性来确定活动的次数、时间,避免过度牵拉,骨质疏松者应避免活动造成骨折。

3. 步行训练

训练的目标是加大步伐幅度及起步速度,协调躯干运动与上肢摆动,训练平衡协调功能,纠正异常步态。在做步行训练前应让病人保持精神愉快,以信心十足的心理状态主动锻炼。训练时要求患者按正常步态来完成每一个动作,以保证训练效果。

4. 日常生活活动

由于肌强直、震颤、姿势异常带来的不便,使病人在日常生活中比常人要花费更多的时间,消耗更大的能量,因此需对日常生活活动作必要的修改,例如,衣裤应宽松,易于穿脱,不用皮带或系腰带;纽扣改为粘贴式,不穿系带鞋;床头适当垫高,在床尾结一根绳子,便于病人牵拉起床;尽量让病人独立进食,取坐位或半卧位,头部前屈,食物富营养、易消化,温度以温凉为宜,进食过程中不可催促病人,以免呛咳、误吸。鼓励病人多活动,可进行一些作业治疗,如捏橡皮泥、做实物模型、编织等以训练手的功能。日常生活活动如洗脸、漱口、梳头、穿衣、上厕所等也应进行训练,康复人员保护、协助病人,而不是成为病人生活上的依赖。

5. 并发症的预防和护理

帕金森病晚期常合并肌萎缩、关节畸形(驼背最常见)、压疮、直立性低血压、便秘等,晚期护理对改善患者生活质量十分重要。

6. 观察药物副作用

抗震颤麻痹的药物主要有多巴胺类和抗胆碱能类,均需长期服用。存在的问题是疗效减低和副作用大。各种抗震颤麻痹药物的使用应从小剂量开始,逐渐递增,并密切注意有无副作用和症状改善程度,及时调整药物种类和剂量。

四、康复训练方法

(一) 放松和呼吸锻炼

找一个安静的地点,放暗灯光,将身体尽可能舒服地仰卧或坐位。闭上眼睛,开始深而缓慢地呼吸。腹部在吸气时鼓起,并想象气向上到达了头顶,在呼气时腹部放松,并想象气从头顶顺流而下,经过背部到达脚底,并想象放松全身肌肉。

（二）面部运动

（1）皱眉动作　①先尽量皱眉;②然后用力展眉,反复5次。

（2）眼部运动　①两眼球左右旋转5～6次;②然后向前注视片刻。

（3）鼓腮锻炼　①用力将腮鼓起;②随之尽量将两腮吸入5次。

（4）叩齿运动　①口轻闭;②上下牙齿轻轻叩击30次。

（5）表情肌运动　对着镜子,微笑、大笑、露齿而笑、撅嘴、伸舌、吹口哨、鼓腮等。

（6）捻鼻提耳　①用食指、拇指轻轻捻鼻梁、鼻翼10次;②用左手提右耳上端,右手提左耳上端各10次。

（三）头颈部运动

（1）上下运动　①头向上,双眼注视天花板约5秒钟;②然后头向下,下颌尽量触及胸部。

（2）左右转动　①头面部向右转并向右后看大约5秒钟;②然后同样的动作向左转。

（3）左右摆动　①头部缓慢地向左侧肩部靠拢,尽量用耳朵去触到肩膀;②然后还原向右侧肩部靠拢。

（4）前后运动　①下颌前伸保持5秒钟;②还原后内收5秒钟。

（5）旋转运动　①头从左至右环转数次;②再从右至左环转数次。上述运动各做5～10次(图3-31)。

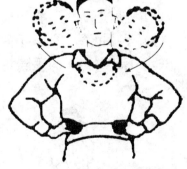

图3-31　头部旋转运动

（四）躯干运动

（1）侧弯运动　①双脚分开与肩同宽,双膝微曲;②右上肢向上伸直,掌心向内,躯干向左侧弯,来回数次;③然后反方向重复。

（2）屈伸运动　①手臂置于头顶上,肘关节弯曲,用双手分别抓住对侧的肘部;②身体转换向前后弯曲。

（3）转体运动　①坐位或站位,双脚分开,略宽于肩;②双上肢屈肘平端于胸前,向右后转体,动作要富有弹性;③然后反方向重复。上述运动各做5～10次(图3-32)。

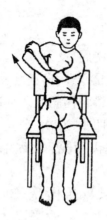
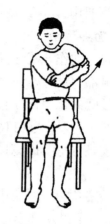

图3-32 转体运动

(五) 上肢及肩部运动

(1) 耸肩旋肩　① 两肩尽量向耳朵方向耸起;② 还原;③ 尽量使两肩下垂;④ 两肩向前向后旋转数次。

(2) 上举运动　① 两手指交叉,掌心向外,伸直手臂;② 高举过头顶,还原。

(3) 外展运动　① 两上肢外展平举达头顶;② 两掌相拍,还原。

(4) 背后扣手　① 双手向下在背后扣住;② 往后拉5秒钟,还原。

(5) 上肢摆动　两手随意地前后左右摆动。上述活动各做5～10次(图3-33)。

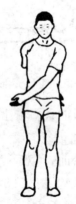
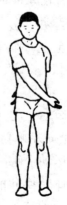

图3-33 上肢摆动训练

（六）手部运动

（1）翻转掌心　十指交叉，上下翻转掌心。

（2）对指体操　十指对指挤压。

（3）交替握拳　两手交替握拳、松拳。

（4）手指屈伸　分开和屈曲体操，上述运动各做10次（图3-34）。

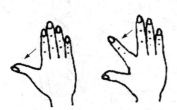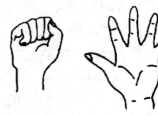

图3-34　手指屈伸运动

（七）下肢运动

（1）屈膝提腿　① 屈左膝向上提，脚尖向下；② 还原。同法做右侧。

（2）下肢分腿运动　① 左下肢向左横跨一步，收回；② 右下肢向右横跨一步，收回；③ 左下肢向前跨出一步，收回；④ 右下肢向后跨出一步，收回。

（3）弯腰运动　① 双腿稍分开站立，双膝微屈；② 向下弯腰，双手尽量触地。

（4）弓部下蹲　① 左腿向前呈弓部下蹲运动；② 还原。同法做右侧。

上述运动各做5～10次，体弱者坐位做下肢膝屈伸、踝屈伸、内翻、外翻等（图3-35）。

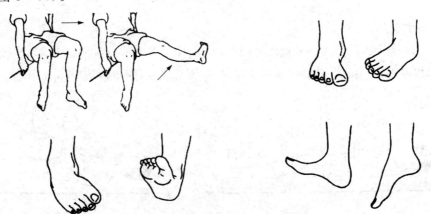

图3-35　下肢膝、踝关节屈伸运动

（八）步态训练

（1）要求：患者双眼直视前方，身体直立，起步时足尖要尽量抬高，先足跟着地，再足尖着地，跨步要尽量慢而大，两上肢尽量在行走时作前后摆动。

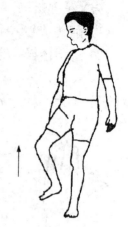

（2）在脚的前方每一步的位置摆放一块高10～15厘米的障碍物，做脚跨越障碍物的行走锻炼。关键：抬高脚、跨步大、摆动上肢（图3-36）。

（九）平衡运动

坐位，双足分开，向左右、前后移动重心，并保持平衡。躯干和骨盆左右旋转，并使上肢随之进行大的摆动，对平衡姿势、缓解肌张力有良好的作用（图3-37）。

图3-36 步态训练

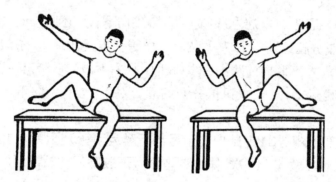

图3-37 平衡运动

（十）床上运动

（1）腹肌锻炼 ① 平躺在地板上或床上，两膝关节分别曲向胸部，双手抱住持续数秒钟；② 双膝曲向胸部，双手抱住，慢慢地将头部伸向两膝关节（图3-38）。

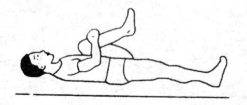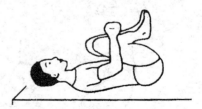

图3-38 床上腹肌锻炼

（2）腰背肌的锻炼　① 俯卧,腹部伸展,腿与骨盆紧贴床,抬起上身维持10秒钟;② 手臂和双腿同时高举离地维持10秒钟,然后放松(图3-39)。反复多次。

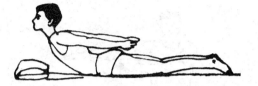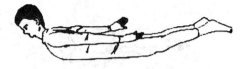

图3-39　床上腰背肌锻炼

（十一）上下肢交互运动

（1）手足交互运动　① 让患者伸左手,出右脚;② 还原后伸右手,出左脚(图3-40)。

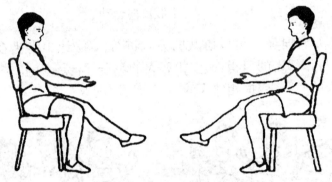

图3-40　上下肢交互运动

（2）坐位伸腿击掌　① 伸出左侧下肢的同时,双上肢在右侧头旁击掌;② 还原后换另一侧进行(图3-41)。

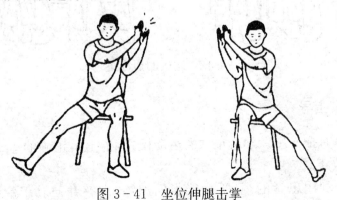

图3-41　坐位伸腿击掌

（3）下肢反向运动　① 上肢往左边,下肢往右边;② 上肢往右边,下肢往左边(图 3-42)。

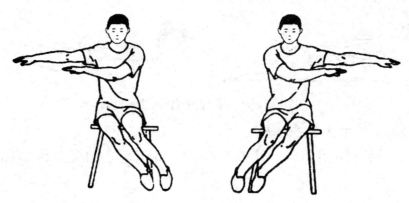

图 3-42　下肢反向运动

（4）转体叩肩捏鼻　可以游戏的方式进行。① 让患者坐在一排椅子上,用左手叩打相邻人的肩膀,或捏相邻人的鼻子、耳朵;② 扭转身体,用右手叩打相邻人的肩膀,或捏相邻人的鼻子、耳朵(图 3-43)。

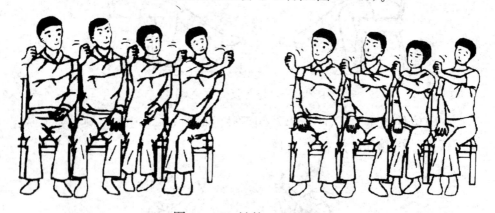

图 3-43　转体叩肩捏鼻

五、健康指导

（1）训练时指导患者学会正常的运动模式,指出不正确的运动模式,并嘱患者努力改正。

（2）充分利用患者的视、听功能帮助训练,讲解并使其了解疾病相关知识。

（3）鼓励患者积极主动参与训练，提高日常生活活动能力。

（4）训练中避免疲劳、疼痛及抗阻运动，因为抗阻运动容易引起肌紧张，对康复不利。

（5）在进行上述锻炼时一定要循序渐进，逐步加大动作幅度，运动时动作要缓慢轻柔。

■ 想一想，做一做

1. 帕金森病的临床特点有哪些？
2. 帕金森病有哪些康复措施？
3. 请为患者设计康复训练操。

第三节　慢性阻塞性肺疾病的康复护理

■ 学习目标

1. 了解慢阻肺的康复评估内容。
2. 掌握慢阻肺的康复护理措施。
3. 熟悉慢阻肺疾病患者的康复教育。

一、概述

慢性阻塞性肺疾病（COPD）以持久性气道阻塞为特征，包括慢性支气管炎、支气管哮喘、阻塞性肺气肿等。病程迁延可达 30～40 年，是慢性、进行性、组织破坏性肺疾患。临床表现为胸闷气急，咳嗽咳痰，进行性呼吸困难等，严重时可出现呼吸衰竭，如不及时防治，可导致慢性肺源性心脏病。长期缺氧和呼吸不畅严重影响患者的日常生活和心理健康，导致活动能力下降，生活质量降低，是我国常见的致残、致死性疾病之一。本病的危险因素有吸烟、大气污染、感染、气候变化、营养不良等，其中吸烟是最重要的因素。通过预防、药物和康复等综合治疗，可以改善通气功能，延缓病理进程，发挥最大的呼吸功能,改善生存质量。

二、康复护理评估

（一）身心状况评估

1. 临床表现

① 咳嗽：初期早晨加重,以后晚上也明显。② 咯痰：咯黏液性痰,合并感染时有脓性痰。③ 气短：逐渐加重,活动后明显。④ 喘息：有的患者发生。⑤ 吸烟史：多有长期较大量吸烟。⑥ 职业史：如较长期粉尘、烟雾或有害气体接触史。

2. 呼吸功能评估

气短气急症状分级如下： 根据 Borg 量表改进（南京医科大学）：1 级,无气短气急；2 级,稍感气短气急；3 级,轻度气短气急；4 级,明显气短气急；5 级,气短气急严重,不能耐受。

3. 肺功能测试

肺功能通过测定肺通气功能来确定。

（1）肺活量（VC）　是最常用的指标之一,随病情严重性的增加而下降。通常测量最大（用力）肺活量（FVC）。

（2）第一秒用力呼气量（FEV_1）　第一秒用力呼气容积占用力肺活量之比（FEV_1/FVC）,第一秒用力呼气容积占预计值百分比（$FEV_1\%$）。FEV_1 预计值是评估 COPD 的严重程度及预后的良好指标。根据 FEV_1 下降程度可将 COPD 分为 3 级：Ⅰ级（轻）,$FEV_1 \geqslant 70$；Ⅱ级（中）,FEV_1 在 50～69 之间；Ⅲ级（重）,$FEV_1 \leqslant 50$。

（二）诊断检查

X 线检查示胸廓扩张,肋间隙增宽,肋骨平行,两肺野透亮度增加,膈降低变平,肺血管纹理内带增粗紊乱,外带纤细、稀疏、变直。心影呈垂直、狭长,肺动脉增宽,心脏常扩大。

此外可进行日常生活能力评估、心理状态评估和生活质量评估等。

三、康复护理措施

（一）康复目标

（1）阻止或延缓肺部疾患的进展,充分利用残存的肺功能。

（2）增进胸腔活动，获得正常、轻松的呼吸方式，教育、引导形成有效的呼吸模式。

（3）改善呼吸协调控制，减少呼吸时气管、肺泡塌陷，指导呼吸与日常活动相协调。

（4）改善通气功能，增加肺活量。

（5）帮助相关呼吸肌群，提高呼吸效率。

（6）帮助清除呼吸道分泌物。

（7）提高患者体力活动能力，改善心理状态。

（二）康复措施

1. 呼吸训练

（1）腹式呼吸　腹式呼吸是一种低耗高效呼吸模式，通过增加膈肌活动度提高通气功能，降低呼吸肌耗氧量，增加潮气量。患者取仰卧位，全身放松，一只手放于腹部，另一只手放在胸部，用鼻深吸气，同时向上隆起膈部，使放在腹壁上的手感到运动，而放在胸上的手使胸廓运动保持最小。呼气时手下压腹腔，通过经口缩唇缓慢呼出气体（图 3-44）。反复训练，每次 15～30 分钟，持续 6～8 周。

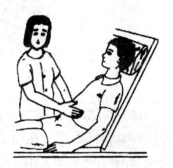

图 3-44　腹式呼吸训练

（2）缩唇呼吸　也称吹口哨呼吸法。患者经鼻腔吸气后，呼气时将嘴缩紧向前突出，如吹口哨样，缓慢呼气，一般吸气 2 秒在 4～6 秒内将气体缓慢呼出，吸呼时间比约为 1∶2～3，呼吸频率＜20 次/分。

2. 排痰训练

排痰训练包括体位引流，胸部叩击、振动及咳嗽训练。目的是促进呼吸道分泌物排出，减少气流阻力，减少支气管、肺的感染。

（1）体位引流　不同的病变部位采用不同的引流体位，目的是使病变肺段处于高位，引流支气管开口向下，利用重力清除肺叶或肺段的黏液。引流频率视分泌物多少而定，一般每天做 2～3 次，每次引流一个部位，时间 5～10 分钟，如有数个部位，则总时间不超过 30～45 分钟，以免疲劳。如肺中叶排痰的体位：患者身体的右侧呈 45°角抬起，下方摆放一枕头支撑，床由水平面抬起约 35 厘米；双侧肺下叶部排痰的体位：患者呈右侧卧位，骨盆处放一枕头,床由水平面抬起约 46 厘米(图 3 - 45)。

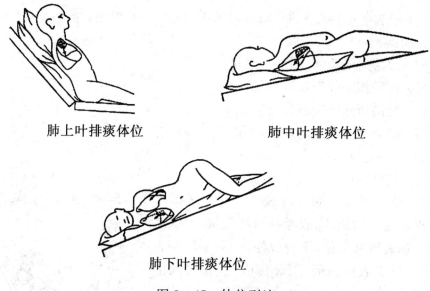

肺上叶排痰体位　　　　　　肺中叶排痰体位

肺下叶排痰体位

图 3 - 45　体位引流

(2) 胸部叩击、振动　有助于黏稠、脓痰脱离支气管壁。其方法为治疗者用虚拳侧部以腕力在引流部位胸壁上双手轮流叩击,叩击拍打后用双手交叉重叠于胸壁部加压,此时嘱患者做深呼吸、有效咳嗽,促进分泌物排出,时间 1~5 分钟。

(3) 咳嗽训练　深吸气,短暂闭气,放松呼气,重复以上程序;深吸气,腹肌收缩、张口连续咳嗽 2~3 次,中途不换气。反复 2~3 次,休息几分钟后可再开始。

(4) 理疗　如超声雾化治疗、超短波治疗等有助于消炎、抗痉挛,有利于排痰保护黏膜和纤毛功能。超声雾化治疗每次 20~30 分钟,每日一次,7~10 次一疗程。超短波治疗的方法是应用无热量或微热量,每日一次,15~20 次一疗程。

3. 运动训练

运动训练是肺康复的重要组成部分,包括呼吸肌训练、下肢训练及上肢训练。

(1) 下肢训练　下肢训练可明显增加 COPD 患者的活动耐力,减轻呼吸困难症状,改善精神状态。通常采用有氧训练方法,如快走、划船、骑车、登山等。

训练频率可从每天 1 次至每周 2 次不等,达到靶强度的时间为 10～45 分钟,一个训练计划所持续的时间通常为 4～10 周,为保持训练效果,患者应在家继续训练。

一次运动训练宜分准备活动、训练活动、结束活动三部分进行,准备活动及结束活动以缓慢散步或体操为宜,时间为 5～10 分钟。

(2)上肢训练　上肢肩带部很多肌群既为上肢活动肌,又为辅助呼吸肌群。COPD 患者在上肢活动时,由于这些肌群减少了对胸廓的辅助活动而易于产生气短气促,从而对上肢活动不能耐受。为了加强患者对上肢活动的耐受性,COPD 的康复应包括上肢训练。

上肢训练包括高于肩部的提重物训练及体操棒训练、高过头部的上肢套圈训练、手摇车训练。如提重物训练:患者手持重物(0.5～3 千克),做高于肩部的各个方向活动,每活动 1～2 分钟,休息 2～3 分钟,每天 2 次,监测以出现轻微的呼吸急促及上臂疲劳为度。

(3)呼吸肌训练　呼吸肌训练可以增强呼吸肌肌力或耐力,改善呼吸肌功能,缓解呼吸困难症状。

1)增强吸气肌练习:用抗阻呼吸器(具有不同粗细直径的内管)使在吸气时产生阻力,呼气时没有阻力。呼吸频率 10～20 次/分钟,开始练习3～5 分钟,一天 3～5 次,以后练习时间可增加至 20～30 分钟,以增加吸气肌耐力。

2)增强腹肌练习:患者取仰卧位,腹部放置沙袋作挺腹练习,开始为 1.5～2.5 千克,以后可以逐步增加至 5～10 千克,每次练习 5 分钟;也可仰卧位做两下肢屈髋屈膝,两膝尽量贴近胸壁的练习,以增强腹肌。

四、康复训练方法

(1)自然呼吸　① 两手放在腿上,全身放松,两手缓缓抬起与肩平;② 挺腰,吸气,两手徐徐放下,放松,呼气(图 3 - 46)。

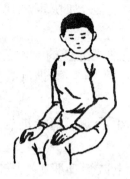
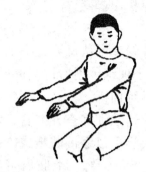

图 3-46 自然呼吸

（2）挤胸呼气　① 两臂屈曲交叉，两肘贴胸前，呼气时低头松腰，两臂挤压下胸；② 吸气时缓慢挺腰，回到准备姿势（图 3-47）。

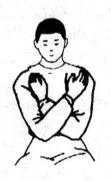
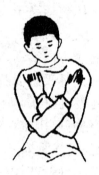

图 3-47 挤胸呼气

（3）压腹呼吸　① 两手叉腹部，拇指向后，呼气时弯腰低头，两肘向前移，两手按压腹部；② 还原时吸气（图 3-48）。

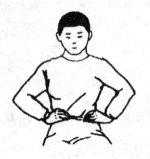
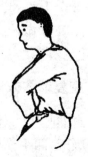

图 3-48 压腹呼吸

（4）侧弯运动　① 双手叉腰，拇指向后，向左弯腰，左臂下伸，右肩上抬，呼气；② 还原时吸气，再以同法向右弯腰(图3-49)。

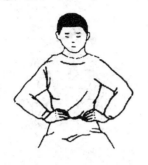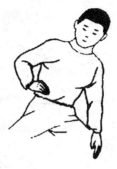

图3-49　侧弯运动

（5）转体运动　① 两手叉腰，拇指向后，向左转体，右手向左推出，呼气；② 还原时吸气，再以同法向右转体(图3-50)。

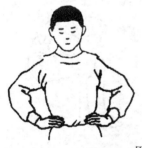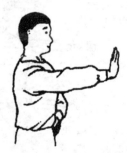

图3-50　转体运动

（6）转体弯腰　① 从凳子前缘，两腿伸直分开，两手侧举，手心向上，挺胸吸气弯腰转体，右手伸向左足，呼气；② 还原，以同法做另一侧(图3-51)。

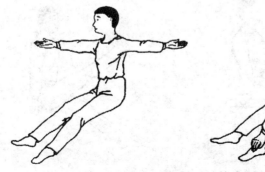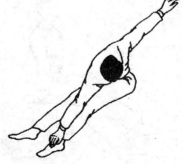

图3-51　转体弯腰

(7) 抱膝呼吸 ① 两臂半屈,抬起与肩平,稍挺腰,呼气时左腿屈曲,两手抱小腿,使膝贴近胸部;② 还原时吸气,再以同法做右腿(图 3-52)。

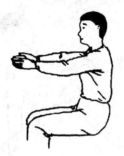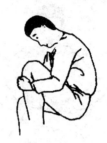

图 3-52 抱膝呼吸

(8) 折体呼吸 ① 两臂半屈,抬起与肩平,稍挺胸,呼气时弯腰至胸部,贴近大腿,两手环抱大腿 ② 吸气时缓缓回到准备姿势(图 3-53)。

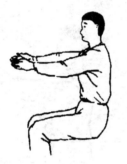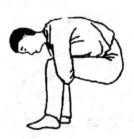

图 3-53 折体呼吸

(9) 抬腿运动 ① 坐凳子前缘,两膝伸直,体稍后仰,左腿伸直尽量抬高;② 呼气时放下,以同法做右侧(图 3-54)。

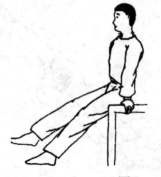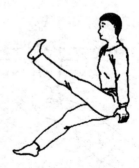

图 3-54 抬腿运动

（10）**挥臂呼吸**　① 两手在腹前交叉，腰部放松，两手上举至头上，抬头看手，吸气；② 两臂分开经两侧放回腹前，呼气（图 3 - 55）。

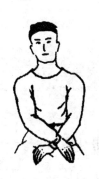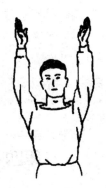

图 3 - 55　挥臂呼吸

五、健康指导

健康教育是肺康复的重要环节，教育内容除了一般知识（如呼吸道的解剖、生理、病理生理，生活指导，药物的作用、副作用、剂量及正确使用，症状的正确评估，正常的呼吸方式和呼吸习惯等）外，还应包括以下内容：

1. 氧气的正确及安全使用

长期低流量吸氧，可提高患者活动耐力和生活质量，使 COPD 患者的生存率提高 2 倍。提倡家庭氧疗，每天应在家吸氧 15 小时以上，尤其夜间应给予吸氧，在氧气使用过程中主要应防止火灾及爆炸，在吸氧过程中应禁止吸烟。

2. 感冒的预防

COPD 患者易患感冒，继发细菌感染后使支气管炎症状加重。可采用冷水洗脸、防感冒按摩、食醋熏蒸、注意保暖、避免受凉、增强体质等方法来预防感冒。

3. 戒烟

吸烟是引起 COPD 的主要危险因素，应向患者强调吸烟的危害性及各种年龄及各期的 COPD 患者均应戒烟的必要性。

◻ **想一想，做一做**

1. 简述慢阻肺的康复护理措施。
2. 呼吸训练的基本内容有哪些？
3. 排痰训练的基本内容有哪些？
4. 指导患者做康复训练操，并向患者进行康复教育。

第四节　颈椎病的康复护理

◻ **学习目标**

1. 了解颈椎病的临床分型和康复评估内容。
2. 掌握颈椎病的康复护理措施。
3. 熟悉颈椎病的康复教育内容及康复体操。

一、概述

颈椎病是指颈椎间盘退行性变及其继发性椎间关节退行性变，所致脊髓、神经、血管损害而表现的相应症状和体征，好发于中年以上人群。

颈椎间盘退行性变是颈椎病发生的最基本原因，急慢性损伤则是颈椎病发生的诱因，长期低头、伏案工作等慢性损伤，可加速颈椎间盘退行性变；急性损伤则可使原已退变和不稳定的椎体和椎间结构进一步受损，从而诱发颈椎病。

颈椎病早期均采用非手术疗法，如颈托或颈围制动、枕颌吊带牵引、推拿按摩、理疗及消炎、止痛药物治疗等。脊髓型颈椎病不宜采用推拿按摩或牵引，以免加重脊髓受损。

二、康复护理评估

（一）身心功能评估

根据受压和受刺激的不同组织，颈椎病可分为神经根型、脊髓型、椎动脉型、交感神经型四种类型,另有两种或两种以上类型同时存在的混合型。

1. 神经根型

该型发病率最高,占 50%～60%,主要表现为颈、肩、臂、手疼痛和麻木,并可向前臂和手指放射,咳嗽、颈部活动时疼痛加剧。上肢握力减退,皮肤可有麻木、过敏等感觉异常。

2. 脊髓型

该型约占 10%～15%,是颈椎病中最重的一种,表现为下肢双侧或单侧发麻,无力,行走不便,踩棉花感,严重时下肢不能行走甚至瘫痪。上肢也可出现麻木等症状。

3. 椎动脉型

该型约占 10%～15%,主要表现为眩晕、头痛、耳鸣、视物不清、记忆力减退、偶而突然猝倒等症状。

4. 交感神经型

该型约占 10%,表现较复杂,主要为头痛头晕、恶心、视物模糊、眼球胀痛、心慌、血压不稳、心前区疼痛、肢体发凉或疼痛麻木。

(二)颈椎局部评估

包括颈椎活动度范围测定、颈椎病试验、颈椎的感觉、运动、反射功能的康复护理评估。

三、康复护理措施

(一)康复目标

颈椎病的主要病因是机体退行性病变,很难彻底治愈,如何缓解颈椎病的临床症状和预防复发,使患者熟悉预防颈椎病的相关知识是康复治疗护理的主要目的。

(二)康复措施

1. 保持正确体位

指导患者纠正头颈部的不良体位,注意保持正确体位。

(1)正确的工作体位 不良的颈部工作姿势,使颈椎长时间处于屈曲位或某一特定的位置,以致于颈椎间隙内压力增高引起一系列病变。

1)定时改变头颈部位置:因工作或其他需要头颈部固定于某一体位时,需定时改变体位。如低头学习、工作 1 小时后,应朝相反方向转动头颈,并做颈部及上肢活动,既有利于颈椎保健,又可消除视疲劳。

2)调整桌面高度:桌面高度原则上以能够使头、颈、胸保持正常生理曲线为准。可定制一与桌面倾斜 10°～30°的斜面工作板,以保持阅读时的良好头颈位置。

3)工间活动:每天上下午均需全身活动 5～10 分钟,根据各人自身情况选择工间操、慢跑、散步等。工间活动不仅对颈椎有利,对全身骨骼、肌肉、循环系统都十分有益。

(2)良好的睡姿　人的一天中至少有 1/4～1/3 的时间在床上度过,若睡眠姿势不当,易加剧或诱发颈椎病,故应注意调整颈部在睡眠时的位置。

1)适宜的枕高:枕头的高度以睡者感到舒适为宜。平卧时枕头不可过高,以免颈部过屈;侧卧时枕头不可过低,高度宜与一侧肩宽持平(图 3-56)。适宜的枕高为 10～12cm,可确保在仰卧及侧卧时均能保持颈椎正常生理弯曲。还需注意枕头的形状,以中间低、两端高的元宝形为佳。

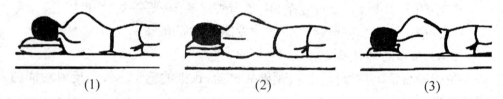

(1)　　　　　　　　　　(2)　　　　　　　　　　(3)

图 3-56　选择适宜的枕高
(1)高枕;(2)枕高合适;(3)低枕

2)良好的睡姿:良好的睡姿应使头颈部保持自然仰伸位,胸、腰部保持自然屈度,双髋及双膝呈屈曲状,使全身肌肉、韧带及关节获得最大限度的放松与休息。也可根据个人习惯选择侧卧或仰卧,或侧仰卧位交替。避免采用俯卧位,因俯卧位时颈部呈扭曲状,不利于呼吸,尤其对脊髓型颈椎病更为不宜。

3)合适的床铺:首选是木板床,因其有利于保持颈椎、腰椎的生理曲线,可维持脊柱的平衡状态。也可在木板床上置席梦思床垫,既符合脊柱的曲线,又使睡者感到舒适。

2. 颈围(托)护理

颈围或颈托的作用:固定颈椎于适宜的位置,支撑头部重量,减轻其对颈椎的压力,限制颈椎过度活动,减少关节面间的相互摩擦,有利于炎症反应的恢复,预防颈段脊髓或神经根的进一步损伤,适用于颈椎病急性发作的患者(图 3 - 57)。急性期限过后应去除,以免长期应用导致颈部肌肉萎缩或关节僵硬。

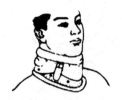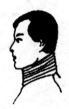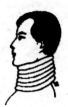

图 3 - 57　颈围

3. 颈椎牵引

颈椎牵引简单有效,可用于脊髓型以外的各型颈椎病,对于神经根型效果尤佳,治疗优良率可达 70%～80%。一般采用枕颌吊带牵引,患者坐卧位均可进行牵引。

4. 物理治疗

理疗可促进局部血液循环,消除神经根及周围组织的炎症、水肿,缓减颈部肌肉痉挛,减轻疼痛,延缓颈部骨关节的退行性变。颈椎病患者常用的理疗方法是高频电疗、石蜡传导热疗、低频脉冲、低频磁疗等,可根据病情选择适宜的理疗方法。

5. 按摩疗法

按摩对消除肌肉紧张,改善血液循环,松懈局部硬结,作用显著。可采用推摩、揉捏、搓等手法按摩颈、背、肩、臂等部位,并配合穴位按摩,以舒筋活络,减轻疼痛。应用推拿手法治疗颈椎病能使某些患者取得迅速和明显的效果。脊髓型颈椎病患者严禁推拿,以防加重脊髓损伤。

四、康复训练方法

颈椎病康复操可改善患者颈部的血液循环,松懈粘连和痉挛的软组织,对颈椎病有独特预防作用。

准备姿势:两脚分开与肩同宽,两臂自然下垂,全身放松,两眼平视,均匀呼吸,站坐均可。

(1)双掌擦颈　①起势,双手叉腰;②十指紧扣交叉贴于后颈部,左右来回摩擦 100 次(图 3 - 58)。

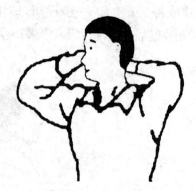

图 3 - 58 双掌擦颈

（2）左顾右盼　头先向左、后向右转动,幅度宜大,以自觉酸胀为好,30 次(图 3 - 59)。

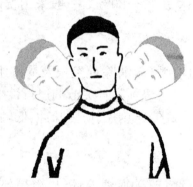

图 3 - 59 左顾右盼

（3）前后点头　头先前再后,前俯时颈项尽量前伸拉长,30 次(图 3 - 60)。

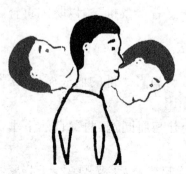

图 3 - 60 前后点头

　　(4) 旋肩舒颈　①低头，双臂在胸前交叉，掌心向下，左臂在上外；②挺胸，两臂高举向上旋，肘屈曲，眼看左手；③还原，做另一侧(图3-61)。

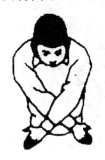
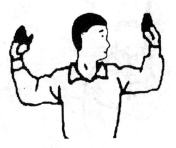

图 3-61　旋肩舒颈

　　(5) 颈项争力　①左肩外旋，肘关节屈曲，左手掌心朝内，上身旋向左侧，眼视左手；②右肩旋内，肘关节屈曲，掌心向后维持5秒；③还原后换做另一侧(图3-62)。

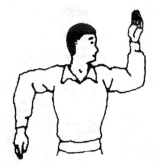
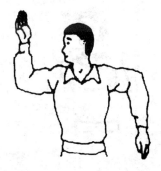

图 3-62　颈项争力

　　(6) 摇头晃脑　头向左—前—右—后旋转5次，再反方向旋转5次(图3-63)。

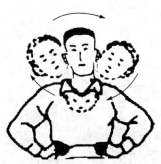

图 3-63　摇头晃脑

（7）头手相抗　双手交叉紧贴后颈部，用力压头颈，头颈则向后顶，互相抵抗 5 次（图 3 - 64）。

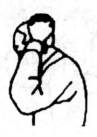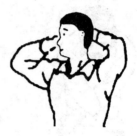

图 3 - 64　头手相抗

（8）转头推臂　① 头用力左旋，并尽量后仰，眼看左上方，左手经体前伸向右肩膀上方 5 秒钟；② 复原后，头再旋向右，右手经体前伸向左肩膀上方，眼看右上方 5 秒钟（图 3 - 65）。

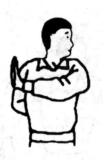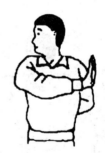

图 3 - 65　转头推臂

（9）仰头望掌　① 双手在体前交叉，上举过头，抬头，仰视双手 5 秒钟；② 然后双手分开，经体侧下降（图 3 - 66）。

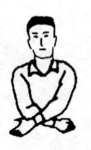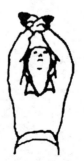

图 3 - 66　仰头望掌

（10）放眼观景　手收回胸前，右手在外，劳宫穴相叠，虚按膻中，或两手叉腰、闭眼转眼球，顺、逆时针各 5 圈，然后睁眼看前方 5 秒钟，收操（图 3-67）。

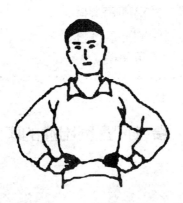

图 3-67　放眼观景

五、健康指导

防止颈椎病的发生，除了要纠正不良姿势，注意防潮、防冷外，还应积极加强锻炼，经常活动颈部。

1. 功能锻炼

颈部康复操能调整颈部肌肉与韧带的舒缩功能，增加颈部肌肉弹性，应坚持练习，并参加适当的体育锻炼。

2. 注意保暖

避免受寒而影响颈肩部血液循环或加重肌肉痉挛，尤其在睡眠休息的时候，人体抗风寒的能力下降，更应注意保暖。冬季可用围领或围巾。

3. 防止外伤

避免各种生活意外及运动损伤，如坐车时睡眠，急刹车时极易造成颈椎损伤；劳动和走路时要防止闪伤、挫伤。发生外伤后应及时去医院诊治。

4. 矫正不良姿势

日常生活中，对长时间低头、仰头或单向转颈者应定时做颈部运动，并进行颈肩部肌肉锻炼，以免劳损。电视放置高度要适中，不要长时间低头或仰头看电视。

想一想,做一做

1. 试述颈椎病的病因和临床分型。
2. 颈椎病的康复护理措施有哪些?
3. 请告之患者自我保健的重要性及内容。
4. 指导患者学做颈椎康复操。

第五节　腰椎间盘突出症的康复护理

学习目标

1. 了解腰椎间盘突出症的病因和康复评估内容。
2. 掌握腰椎间盘突出症的康复护理措施。
3. 熟悉腰椎间盘突出症的康复教育内容及康复体操。

一、概述

腰椎间盘突出最易发生部位是第4～第5腰椎及第5腰椎～第1骶椎之间,占90%以上,因为这几个脊椎不仅负重大,而且是腰部活动度最大的地方。而坐骨神经的神经根是从这两个部位发出的,所以腰椎间盘突出症的典型表现是反复发作的腰痛伴有坐骨神经痛引起的下肢疼痛。此病男性多于女性。

退行性变和各种急、慢性损伤是腰椎间盘突出症最常见的病因,如反复弯腰、扭转等慢性积累性损伤,重物搬运时用力不当或姿势不正确,背部直接创伤或背部突然扭转动作等,均可引起腰椎间盘突出。

二、康复护理评估

(一)身心状况

1. 腰痛

下腰部疼痛,多数患者以腰痛为首发症状。

2. 坐骨神经痛

疼痛从下腰部向臀部、大腿后侧、小腿外侧至足部放射。

3. 体征

腰部活动受限;腰椎侧弯;相应脊椎旁有压痛点伴下肢放射痛;直腿抬高试验及加强试验阳性。

(二)运动功能评估

主要从步行、感觉、肌力、腱反射等方面进行评估。

三、康复护理措施

(一)康复目标

急性期康复护理的主要目的是减轻椎间盘承受的压力,促进突出物缩小还纳,解除神经根受压,减轻炎性水肿,松懈粘连。恢复期则是增强脊柱的稳定性,恢复脊柱各轴位的运动功能,巩固疗效,减少复发。

(二)康复护理措施

1. 卧床休息

急性期卧硬板床两周以上,可减轻椎间盘和神经根的炎性水肿和脊柱旁肌肉痉挛所引起的疼痛,有利于突出物的复位和炎症的消退。离床时需用腰围保护腰部,以巩固疗效。告诫患者不可自己取超过手指尖距离的物品,避免因取物而牵拉脊髓。

2. 骨盆牵引

骨盆牵引可使椎间隙增宽,减少椎间盘内压,同时减轻肌肉痉挛引起的疼痛。卧位持续牵引应用最广,患者取仰卧或俯卧位,用两个牵引套分别固定于骨盆和胸腰部进行对抗牵引。

3. 推拿疗法

正确的推拿手法可促进局部血液循环,减轻肌肉痉挛,缓解疼痛。急性期推拿手法以解痉止痛为主,恢复期则以促进髓核还纳、松懈粘连为主。推拿者在患侧腰腿部进行推、揉、搋等手法,同时配合穴位按摩。

4. 运动疗法

卧床期间进行关节活动范围练习,以预防关节僵硬、肌肉萎缩,并可促进血液循环。卧床3~4周后带腰围下地活动、锻炼。带腰围时间不宜过长,以防腰部肌肉萎缩。避免长时间站立、上举物品和弯腰持重物,以防腰部肌肉痉挛,加重疼痛。

四、康复训练方法

腰椎间盘突出症患者常常因腰腹肌无力而影响腰椎稳定性,急性期2周后症状初步缓解即应开始进行腰背肌锻炼。腰背康复训练可增强肌力和脊柱稳定性,减轻腰椎负荷,起到保护腰椎间盘的作用。腰背肌锻炼动作应由简及繁,视患者的年龄、病况、体力而定,持之以恒才能见效。具体方法介绍如下:

(一)卧位训练

准备姿势:① 仰卧位,自然呼吸,内收下腹部;② 保持上身不动,身体不离床,两脚有节律地上下移动(图3-68)。

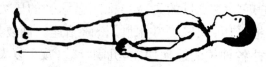

图3-68 准备姿势

(1)仰卧挺胸 ① 患者仰卧位,全身放松,头、肩、臀、肘、脚着地;② 向上挺胸,坚持数秒(图3-69);③ 还原后再做。

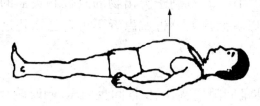

图3-69 仰卧挺胸

(2)上下抬腿 ① 左下肢上抬,右下肢不动,坚持数秒(图3-70);② 以同样的方法换腿再做。

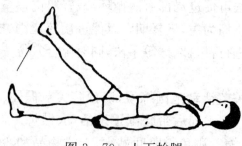

图3-70 上下抬腿

（3）上抬双腿　两下肢同时上抬,坚持数秒钟后慢慢还原(图3-71)。

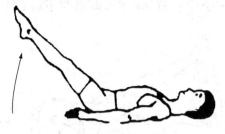

图 3-71　上抬双腿

（4）伸腿搭桥　① 患者头部、两肩、双肘支撑上半身,两腿伸直,两脚支撑下半身;② 腰臀部向上挺起,坚持数秒后还原(图3-72)。

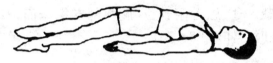

图 3-72　伸腿搭桥

（5）屈膝搭桥　① 屈膝 90°,头、双上肢平放于床面;② 两脚支撑下半身,挺起躯干,成拱桥型,坚持数秒,还原后再做(图3-73)。

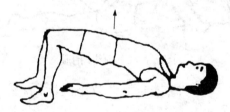

图 3-73　屈膝搭桥

（6）仰卧起坐　① 患者仰卧,抬起上身呈 90°;② 双上肢向前尽可能触及脚趾(图3-74)。

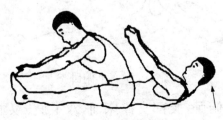

图 3-74　仰卧起坐

（7）侧卧抬腿　①患者左侧卧位，抬起右侧下肢；②抬起的下肢可向上、下、前、后运动；③还原后右侧卧位，锻炼左下肢（图3-75）。

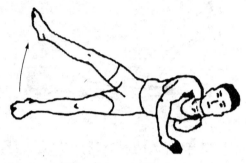

图3-75　侧卧抬腿

（8）俯卧抬腿　①患者俯卧位，胸腹部支撑床面，双下肢分别后伸；②也可双下肢同时后伸（图3-76）。

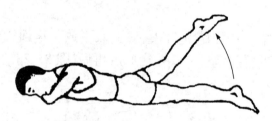

图3-76　俯卧抬腿

（9）小俯卧撑　①俯卧，腹部与下肢不离床面；②两手支撑上身用力抬起，头后仰（图3-77）。

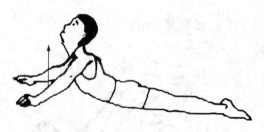

图3-77　小俯卧撑

（10）燕飞　①俯卧，腹部支撑床面，双上肢、双下肢同时用力后伸；②头和胸尽量后仰，呈现燕飞姿势（图3-78）。

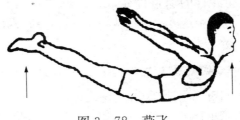

图 3-78 燕飞

上述每个动作做 5～10 遍，每日一至二次。

（二）坐位按摩

双手掌对搓，发热后紧揣腰部，用力向下按摩至骶尾部，再向上推回至腰背部，直至腰背部发热。

（三）站立位训练

两脚分开，比肩稍宽站立，双手叉腰，分别做体前屈、后伸、左右侧弯、弓步行走、提髋、蹬足、伸腰、转腰等动作。

五、健康指导

（1）指导患者使用硬床垫或木板床，预防椎间盘突出加重。采取正确卧位，抬高床头 20°，膝关节屈曲，放松背部肌肉，增加舒适感。床上翻身时，指导患者做深呼吸，以放松腰部肌肉。注意腰部保暖，以免风寒加重肌肉痉挛。

（2）选择合适的坐具，采取辅助性措施，如腰部加靠垫、下肢垫脚凳。在坐、立、行时应采取正确姿势，避免可能会诱发或增加疼痛的活动。经常改变体位，避免用同一姿势站立或坐过长时间。平时穿低跟鞋，勿穿拖鞋或高跟鞋，以保持身体重心平衡。

（3）腰椎间盘突出急性发作后 3 个月内不做弯腰持物动作，如下蹲及举重物时，背部应伸直勿弯。必须搬运重物时，宁推勿拉。搬抬重物时，应腰背伸直位下蹲，主要应用股四头肌力量，用力抬起重物再行走。

（4）参加剧烈体育活动时，注意运动前的准备活动和运动中的保护措施。运动中，应合理安排腰部运动量和运动姿势，尽量保持腰部自然体位。平时腰部劳动强度大者，应戴宽腰带保护腰部。

（5）积极参加体育锻炼，坚持进行腰背肌功能锻炼，以增加脊柱的稳定性和减缓机体组织和器官的退行性变。

■ 想一想，做一做

1. 腰椎间盘突出的康复措施是什么？
2. 试述腰背肌训练的意义和方法。
3. 怎样预防腰椎间盘突出？
4. 病例：患者，男性，65 岁。诉腰腿痛 3 个月余，近 20 日症状加重，伴左腿放射痛。患者 3 个月前因负重，后腰部扭伤，当时略觉疼痛，并未影响工作，次日清晨突然剧烈，不敢活动，伴左下肢放射痛。经医院针灸、按摩后，疼痛稍有缓解，左腿麻痛尚有，停止治疗后症状又加重。查：腰部疼痛，脊柱侧弯；前屈、后伸受限，腰 4～腰 5 棘旁压痛明显，并向下肢后外侧放射；左直腿抬高试验阳性；X 线显示腰 4～腰 5 椎间盘突出。

请问：该患者的康复措施是什么？怎样进行腰背肌训练？

第六节　肩关节周围炎的康复护理

■ 学习目标

1. 了解肩周炎的病因与临床分型。
2. 掌握肩周炎的康复护理措施。
3. 熟悉预防肩周炎的方法。

一、概述

肩周炎是肩关节周围炎的简称，俗称冻结肩、凝肩、五十肩等，多见于中老年人，50 岁以上中老年人易患，主要表现为肩关节疼痛和功能障碍，女多于男，左肩多于右肩。病因至今未明，通常认为与老化、磨损等引起退行性变有关。病程分为 3 个阶段，即早期、冻结期和恢复期。本病有自愈趋势，一般在 2 年内逐渐自行缓解，但有时可遗留某种程度的功能障碍。

二、康复护理评估

（一）身心状况

1. 急性期

主要表现为肩周部疼痛，夜间加重，局部疼痛可反射性引起痉挛，伴有一定程度活动功能受限。病程一般为1～3个月。

2. 粘连期

此期疼痛明显减轻，表现为肩部活动功能逐渐受限，直至完全丧失，以外展和内旋受限为主，是周围组织广泛粘连所致，严重影响日常生活活动。病程可达2～3个月。

3. 缓解期

疼痛逐渐缓解，肩关节活动功能逐步好转，病程半年至二年不等。

（二）肩关节功能评估

大多从疼痛、日常生活活动、关节活动度、肌力等方面进行评估。

三、康复护理措施

（一）康复目标

缓解肩周炎的临床症状，减少后遗症，恢复肩关节的运动功能和日常生活活动能力是康复治疗护理的主要目的。

（二）康复措施

1. 缓解疼痛

早期疼痛较重时，康复措施着眼于减轻疼痛，可口服消炎镇痛类或舒筋活血类药物，也可外用止痛喷雾剂、红花油等。理疗、按摩、针灸等疗法可改善血液循环、解除肌肉痉挛、减轻粘连，有较好的止痛作用。康复人员应教会患者肌肉放松运动和局部自我按摩、湿热敷等止痛疗法。

2. 康复训练

虽然肩周炎多可自愈，但常可遗留肩关节功能障碍，因此康复人员应尽早根据病情和患者一起制订康复训练计划。

（1）早期、冻结期训练　早期按摩时采用轻手法进行肩关节被动活动，以减轻粘连，保持关节活动功能，常用推拿手法为推摩、揉捏、拿法、弹拨法。待疼痛减轻后可增加肩关节主动运动，在无痛或轻痛范围内活动，以免疼痛加重患肩肌痉挛。患肩活动受限明显者可试行肩关节松动术,然后嘱患者立即进行患肩主动活动。操作时切忌手法粗暴,避免引起骨折、脱位等并发症。

（2）恢复期训练　尽快恢复肩关节功能的关键是坚持自我锻炼,日常生活中逐步使用患侧,坚持正确有效的运动。每日锻炼 3～5 次,每次 15～30 分钟,持之以恒才能有明显效果。

四、康复训练方法

锻炼内容应包括肩关节活动度练习与增强肩胛带肌肉的练习,常用如下方法:

1. 下垂摆动训练

① 躯体前屈,患臂自然下垂,肩关节放松,做前后内外、画圈摆动练习；② 摆动幅度由小到大,感觉手指麻木感为止；③ 直腰休息后可持重物继续训练(图 3 - 79)。每日数次。

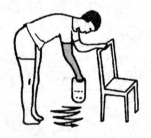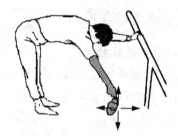

图 3 - 79　下垂摆动训练

2. 体操棒训练

双手持棒,以健侧上肢带动患侧上肢运动。

（1）患肩前屈　两手持棒,直臂上举。

（2）患肩外展外旋　两手持棒上举,再屈肘置棒于肩后。

（3）患肩外展内收　持棒侧举,双臂交替侧屈时向对侧上推。

（4）患肩内旋　两手于体后持棒尽量上举。

（5）患肩后伸　双手于体后持棒,健侧在上,患侧在下,健侧手将棒向上拉患侧手,如此反复(图 3 - 80)。

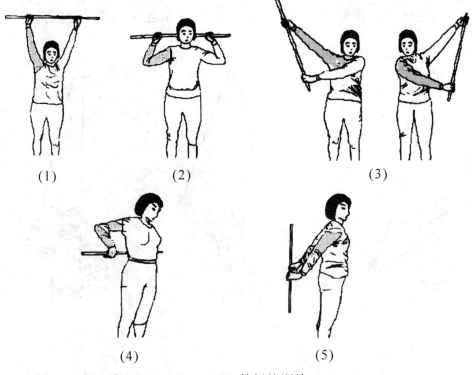

图 3-80   体操棒训练

3. 肩梯或爬墙训练

患侧肩膀正对或侧对肩梯或墙,用手指逐步爬高以扩大肩前屈外展范围(图 3-81)。

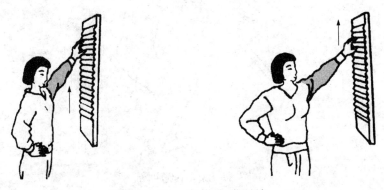

图 3-81   肩梯爬墙训练

4. 吊环训练

运用健侧手拉动患侧手,让患侧肩关节做各个方向的运动(图 3-82)。

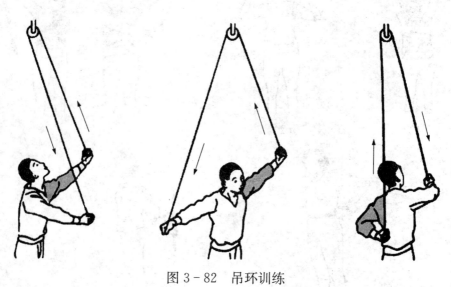

图 3-82 吊环训练

5. 下蹲训练

患者双手攀住木档,利用躯干重心下移做肩部软组织牵伸练习(图 3-83)。

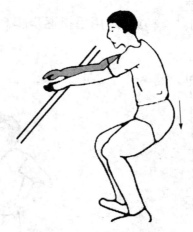

图 3-83 下蹲训练

6. 徒手训练

仰卧位,患肢外展并屈肘,做肩内旋和外旋主动运动,或用健侧上肢协助进行患侧肩关节各轴位运动。

7. 后期可利用哑铃外展内收,前屈后伸,锻炼肌力(图3-84)。

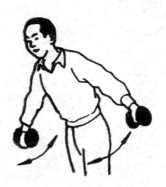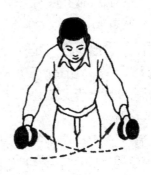

图3-84　哑铃操

五、健康指导

肩周炎的发病与局部循环障碍有关,肩部外伤、劳损、受风寒等均可导致此病,由于各种原因致肩部长期不动和少动者更易患病。下列措施能有效预防肩周炎:

1. 舒适体位

日常生活工作中避免同一体位过长时间,以免引起肩关节慢性劳损。卧位时合理选择枕头,枕高适宜,与卧床者拳头等高,使肩部肌肉、韧带及关节获得最大限度的放松。避免俯卧位,因俯卧位不利于保持颈肩部的平衡和生理屈度。

2. 避免受寒

保护肩部不受风寒,睡眠时注意肩部保暖,夏季夜晚不要在窗口、屋顶睡觉,避免电扇长时间吹肩部。

3. 坚持锻炼

中老年人应坚持体育锻炼,如乒乓球、游泳、体操、太极拳等。

4. 避免肩关节长时间不活动,应坚持每日做适当的运动。

> **◼ 想一想，做一做**
>
> 1. 怎样预防肩周炎？
> 2. 试述肩周炎进行运动疗法的重要性。
> 3. 有哪些肩周炎运动疗法？请指导患者训练。
> 4. 病例：患者，女性，58岁，左肩部疼痛伴活动受限。患者1年前因工作劳累出现左肩部疼痛，逐渐加重伴功能受限。洗脸、刷牙、穿衣、梳头时疼痛加重，左上肢前屈、后伸、外展等活动范围减小，夜间或受凉后加重。查：肩峰下方内侧压痛，肩周肌肉萎缩，肌力下降。诊断：肩周炎。
>
> 请问该患者目前的康复目标是什么？可以运用哪些康复方法？

第七节　高血压病的康复护理

◼ 学习目标

1. 了解高血压的定义、病因与临床表现。
2. 熟悉高血压的护理措施。
3. 掌握放松训练方法，能指导患者进行放松训练。
4. 示范练习降压操。

一、概述

高血压是以体循环动脉压增高为主要表现的临床综合征。绝大多数高血压病因不明，称原发性高血压，亦称高血压病。约5％的患者高血压是某种疾病的表现，本身有明确而独立的病因，称继发性高血压病。

高血压病是一种患病率很高的慢性病，是导致心血管疾病的重要原因。与高血压病有关的危险因素有年龄（患病率随年龄而上升）、遗传、职业、体重超重、膳食不合理（高盐、低钾、低钙、低动物蛋白质饮食和中度以上饮酒）、血脂异常、缺少体力活动、糖尿病和胰岛素抵抗、精神、心理压力和社会因素等,作为高血压病患者不遵循医嘱执行个体化治疗方案也是重要的危险因素。

二、康复护理评估

(一)身心状况评估

1. 缓进性原发性高血压

大多起病及进展均缓慢,病程可长达 10 余年至数十年,早期多无临床症状,很多人是在体检时发现得了高血压病。患者常有头痛头晕、耳鸣眼花、心悸失眠、记忆力减退等表现,随着病情的发展,血压可持续升高,并可出现心、脑、肾合并症。

2. 急进型高血压

约占高血压病的 1%～5%,病情严重,发展迅速,血压显著增高,如不迅速降压治疗,常于数月或者 1～2 年内死于心、脑、肾等严重并发症。

(二)血压评估

目前,我国采用国际上统一的标准,即收缩压≥140mmHg 和(或)舒张压≥90mmHg 即诊断为高血压。根据血压增高的水平,可分为 1,2,3 级(表3-3)。

表 3-3　高血压分级

分　　级	收缩压(mmHg)	舒张压(mmHg)
1 级高血压("轻度")	140～159	90～99
2 级高血压("中度")	160～179	100～109
3 级高血压("重度")	≥180	≥110

注:当收缩压和舒张压分属于不同分级时,以较高的级别作为标准。

临床上测量血压是评估高血压病严重程度的主要手段,需反复多次监测,发现血压异常应及时告知医生。

(三)心理评估

本病的发生发展与情绪波动密切相关,多项研究证明,高血压患者心理紧张水平显著高于血压正常者。A 型性格的人在遇到情绪应激时,A 型行为得到充分的发展,容易引起持久的高血压。因此,应注意评估患者的情绪变化及高血压对患者的生活、工作的影响，了解患者的个性特征、职业及人际关系状况。

三、康复护理措施

（一）康复目标

通过各种康复措施实施，改变患者的不良生活方式或生活习惯，预防或及时发现与控制高血压，最大限度地降低心血管发病的危险，使患者保持稳定的情绪，积极主动进行自我调整，提高体力活动能力和生活质量。

（二）康复措施

1. 运动训练

运动训练可以减少药物用量，降低药物不良反应，稳定血压，提高心肺功能，增强运动系统功能，缓解心理压力。采用中～低强度有氧训练，如步行、慢跑、踏车、游泳、慢节奏的交谊舞以及气功、太极拳、放松疗法等各类放松性活动。运动训练时间为每次 30～60 分钟，每日 1 次，至少每周 3 天。运动训练强调持之以恒，运动训练开始 2 周后，血压就会明显下降，但一旦停止训练，血压又会恢复原有水平。运动训练只是高血压病治疗的辅助方法，特别是 2 级以上患者，故不要轻易撤除药物治疗。

运动训练的活动强度越大，越要注重准备活动和结束活动。运动时心率以维持 100～125 次/分钟为宜，50 岁以上者运动心率一般不超过 120 次/分钟，停止活动后心率应在 3～5 分钟内恢复正常。我国传统的气功疗法通过调神、调身、调息，对高血压病的治疗有独到的作用。

2. 放松训练

（1）全身放松训练　① 选择清静的环境，采取自然放松的姿势，卧位、自然坐式或站位姿势均可；② 闭上双目，做一次深呼吸，全身肌肉无紧张，精神放松；③ 意想自己身体各部分，从上至下逐一循序地放松：头部放松，依次颈部、肩膀、上肢、双手放松，再依次放松胸部、背部、腹部、腰部、臀部、下肢、双脚；④ 按上述方法反复 2～3 次，效果更佳。

（2）意念放松法　又称想象放松法。① 静卧后，双目微闭，自我意念想象，头脑里出现了一幅幅图画，如平湖如镜，清澈安宁；或一只美丽的天鹅浮过湖面，天上洁白的雪花轻轻飘落着；或美丽的、金光灿烂的日出，一个农民在田里犁地，一匹马拉着车子；或清澈的蓝天，绿色的草地，头上团团白云飘过等;② 身处其境,感到格外的轻松、舒适和愉快;我被陶醉了,我心静极了;③ 在进行上述活动过程中,放松全身肌肉,默念"静"字。

（3）其他放松措施　① 听音乐或放松指导语;② 按摩式的数数字;③ 施以热疗、光疗、热水浴。

3. 危险因素的干预

（1）改善行为方式　主要是纠正过分激动的性格,逐步学会适当的应激处理技术和心态,避免过分的情绪激动。吸烟可增加血管紧张素,增高血压,因此戒烟也是行为纠正的内容之一。

（2）饮食护理　限制钠盐摄入,每人每天食盐量以不超过 6 克为宜;减少膳食脂肪,补充适量蛋白质,多吃蔬菜和水果,摄入足量钾、镁、钙;限制饮酒。

（3）心理护理　了解患者的性格特征和有无引起精神紧张的心理社会因素,根据患者不同的性格特征给予指导,训练自我控制的能力,同时指导亲属要尽量避免各种可能导致患者精神紧张的因素,尽可能减轻患者的心理压力和矛盾冲突。

（4）避免升压药物　口服避孕药激素替代疗法所采用的雌激素和孕酮均可能升高血压,故避免使用。

（5）改善胰岛素抵抗　规律的运动、减肥和高纤维素饮食可以治疗胰岛素抵抗。降糖药、减肥药和某些抗高血压药对降压和胰岛素抵抗有协同作用。

四、康复训练方法

适当的康复训练,不仅有助于降低血压,改善自觉症状,改变血流动力学,而且能减少高血压病的发生。常用的训练方法有气功、太极拳、医疗体操、步行、自我按摩、有氧舞蹈、游泳、郊游、垂钓等等。

（一）降压体操

降压体操是一种运动量适中、节奏缓和、动作松弛的运动疗法项目,比较容易坚持,十分适合高血压病患者。

准备姿势:① 吸气时,两臂由体侧慢慢提起,至侧平举,掌心向下;② 呼气时,两臂由体侧向前,放松落下,同时两腿半蹲;③ 恢复预备姿势(图3-85)。重复操练 8 次(下同)。

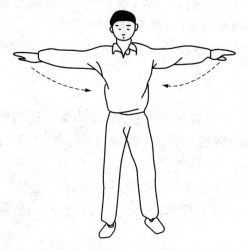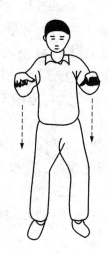

图 3-85　预备动作

（1）伸臂扩胸　① 站立位，两臂自然下垂，慢慢自体前向上高举过头；② 两臂向两侧平举扩胸；③ 还原后重复（图 3-86）。

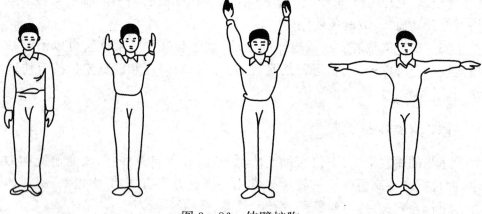

图 3-86　伸臂扩胸

（2）左右摆动　① 左臂屈肘于胸前，右臂外展平举，分腿直立；② 左腿弯曲，同时两臂经下向左上方摆至左臂斜上举，右臂屈肘于胸前（图 3-87）；③ 反方向重做。

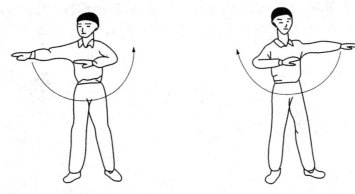

图 3-87 左右摆动

(3) 双手划桨 ① 站立位,两手握拳至肩部,拳心向前;② 左足向左前跨出成左弓步,重心前移,同时两臂经前上方成弧形向前下方推出;③ 身体后坐成右弓步,两臂经前上方收回至肩部;④ 还原后换方向再做(图 3-88)。

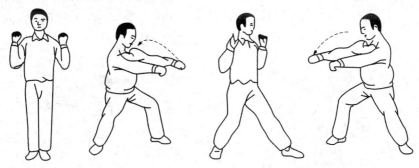

图 3-88 双手划桨

(4) 侧屈展臂 ① 两臂侧平举,手心向上;② 重心移至右腿成侧弓步,右臂上举,上体向左侧屈,掌心相对;③ 还原后换方向再做(图 3-89)。

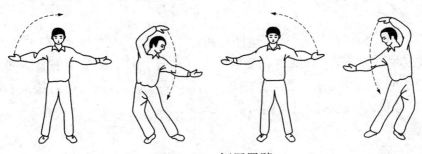

图 3-89 侧屈展臂

（5）马步举掌 ① 马步，两臂外展平举，再逐渐伸直上举；② 两臂经体侧平举下落，同时两腿逐渐直立，双手收回至腰部（图 3 - 90）。

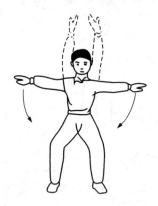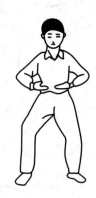

图 3 - 90 马步举掌

（6）弓步推掌 ① 直立，稍宽于肩，两臂屈肘握拳于腰侧，拳心向上；② 上体向左转 45°，面向左斜前方成弓步，同时右手立掌，手指向上，向前方推出，左手握拳于腰侧；③ 还原后反方向再做（图 3 - 91）。

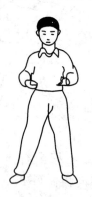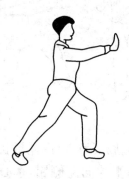

图 3 - 91 弓步推掌

（7）上托下按 ① 两臂屈肘于胸前，掌心相对，左手在上，右手在下，两手相距 30 厘米左右，分腿直立与肩同宽；② 右手向上穿掌至右臂上举成托掌，左手向下按掌至后下方，指尖向左，上体保持直立，同时屈右膝向右移重心成右弓步；③ 还原后反方向再做（图 3 - 92）。

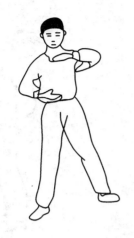
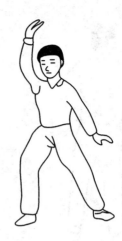

图 3 - 92　上托下按

（8）两手托天　①两手提至腹前,四指相对,掌心向上,同时鼓腹;②两手沿胸前上托至脸前,反掌上举,眼看两手,同时收腹,两臂由体侧下落,还原成立正姿势(图 3 - 93)。

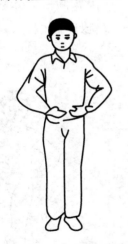
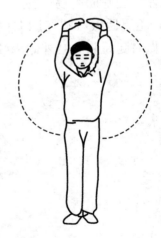

图 3 - 93　两手托天

（9）拳击腰背　①两足站立,与肩同宽,两手半握拳,放在腰脊两侧;②两拳由下向上捶击 4 次,同时上体逐渐前倾约 45°;③两拳由上向下捶击 4 次,同时上体逐渐后仰(图 3 - 94)。

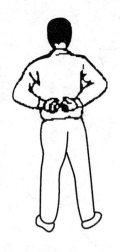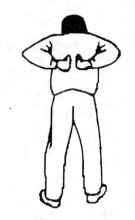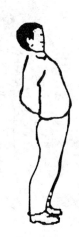

图 3-94　拳击腰背

(10) 前后踢腿　两手叉腰,脚与肩同宽:① 前踢腿——左腿屈膝上提,同时绷直脚面,向前下方踢左腿;还原后做右侧前踢腿动作。② 后踢腿——左腿屈膝向后踢;还原后右腿屈膝向后踢。③ 内踢腿——左腿屈膝向内踢;还原后做右腿屈膝向内踢。④ 外踢腿——左腿屈膝向左外侧踢;还原后做右腿屈膝向右外侧踢(图 3-95)。

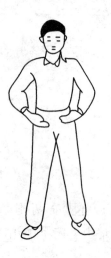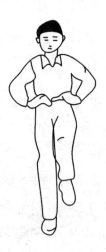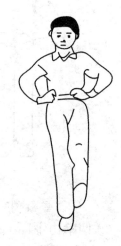

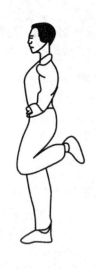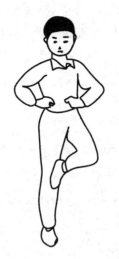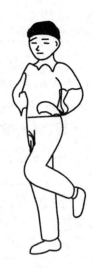

图 3-95　前后踢腿

降压体操练习要求：运动时配合呼吸，缓慢放松，动作轻柔。每节做二至四个八拍。每天坚持效果更好。

（二）自我按摩

根据中医平肝息风的理论，对太阳、百会、风池等穴位加以按摩，可以调整微血管的舒缩作用，解除小动脉痉挛，从而疏通气血、调和阴阳，对高血压病的预防和治疗有明显作用。

（三）太极拳

太极拳动作柔和，能使全身放松、血压下降，而且有助于集中思想，保持心境宁静，消除精神紧张等因素的刺激。

五、健康指导

（1）让患者了解高血压的危害及导致血压升高的可能因素，避免各种诱因。

（2）指导患者坚持服药治疗，告诉患者及家属有关降压药的名称、剂量、用法、作用与副作用，教育患者服药剂量必须遵医嘱执行，不可随意增减药量或突然撤换药物。

（3）改变不良生活习惯，坚持低盐、低脂、低胆固醇饮食，戒烟，多吃新鲜蔬菜和水果，防止便秘。肥胖者控制体重在标准体重的10％波动范围。

（4）注意劳逸结合，坚持体育锻炼并持之以恒，保持良好身心状态。

（5）教会患者及家属定时测量血压并记录，学会自我观察及护理。血压持续升高或出现头晕、头痛、恶心等症状时，应及时就医。

想一想，做一做

1. 试述高血压的定义和引起高血压的原因。

2. 治疗高血压的康复护理措施有哪些?

3. 遇到一高血压患者，情绪激动，你将如何对其进行健康教育，选择何种康复方法指导患者。

第八节　冠心病的康复护理

学习目标

1. 了解冠心病的定义和分期。

2. 掌握冠心病各期的症状及康复护理措施。

3. 熟悉对冠心病患者的康复教育。

一、概述

冠状动脉粥样硬化性心脏病，简称冠心病，是动脉粥样硬化管腔狭窄或阻塞，引起心肌缺血、缺氧或坏死的心脏病。

临床上最常见的病因是冠状动脉粥样硬化，此外，还有冠状动脉痉挛、炎症、栓塞、感染等疾病。研究表明：冠心病可分为无症状型冠心病、心绞痛、心肌梗死、缺血型心肌病、猝死等，其中以心绞痛与心肌梗死最为常见和重要。

近年来，冠心病的发病率、死亡率有逐年上升趋势，康复治疗及护理在减轻冠心病的致残程度和复发率方面起到积极有效的作用。

二、康复护理评估

（一）身心状况

1. 危险因素

高血压、高血脂、糖尿病、吸烟与肥胖是冠心病的主要危险因素。因此要注意评估患者有无冠心病的危险因素、临床类型、症状严重程度；有无并发症以及疾病对心理、生活和工作的影响；有无与冠心病的发生发展有关的生活习惯或生活方式。

2. 相关检查

通过血沉、血脂、血糖、血压监测、安静心电图、24 小时动态心电图、超声心动图、放射性核素检查、冠状动脉造影及运动试验等观察患者的病情变化，了解患者的心功能状况，评估患者日常生活活动能力。

（二）心理评估

由于患者心肌缺血，经常出现心绞痛，使患者的心功能、活动耐力、自理能力和社会角色等受到限制，随时有发生心肌梗死的可能，造成患者极大的心理压力，往往使患者产生焦虑、抑郁、消极和恐惧等心理反应。

三、康复护理措施

（一）康复目标

（1）减轻绝对卧床对肌肉和心血管调节的不利影响。

（2）防止静脉血栓、肺血栓、肩手综合征和体位性低血压。

（3）减轻压抑和焦虑情绪，保持情绪稳定，积极配合康复护理。

（4）促进体力恢复，提高日常生活活动能力。

（二）康复措施

冠心病的康复治疗分为三个时期。

1. Ⅰ期康复

指急性心肌梗死 2 周以内，冠状动脉分流术（CABG）或冠状动脉气囊腔内成形术（PTCA）后早期康复（住院期间）。

（1）康复目标　通过适当运动，减少或消除患者绝对卧床所带来的不利因素，使患者逐渐恢复日常生活能力，达到低水平运动试验阴性或按正常节奏连续行走 200 米或上下 1～2 层楼无症状。运动能力达到 2～3 代谢当量(METs)。

(2) 康复措施　康复程序应根据不同个体情况进行选择,以循序渐进增加活动量为原则。

1) 床上活动:活动一般从床上的肢体活动开始,肢体活动从远端肢体的小关节活动开始,强调活动时呼吸自然、平稳,没有任何憋气和用力的现象。

2) 呼吸训练:呼吸训练主要指腹式呼吸。

3) 坐位训练:从第一天就开始训练,开始坐时可以把枕头或被子放在背后,或将床头抬高使其有依托,以后逐步过渡到无依托独立坐。

4) 步行训练:步行训练从床边站立开始,先克服体位性低血压。在站立无问题之后,开始床边步行,以便在疲劳或不适时能够及时上床休息。此阶段开始时最好进行若干次心电监护活动。

5) 大便:患者大便务必保持通畅。在床边放置简易的坐便器,让患者坐位大便,禁忌蹲大便或在大便时过分用力。

6) 上下楼:上下楼的活动是保证患者出院后在家庭活动安全的重要环节。必须保持非常缓慢的上楼速度。一般每上一级要求稍事休息片刻,以保证呼吸平稳,没有任何症状。

2. Ⅱ期康复

指患者出院至病情稳定,约为5～6周。

(1) 康复目标　逐步恢复一般日常生活活动能力,运动能力达到4～6代谢当量,提高生活质量。

(2) 康复措施　室内外散步,医疗体操,气功(以静功为主),家庭卫生,厨房活动,园艺活动,在邻近区域购物,作业治疗。

第一阶段　① 活动:可以缓慢上下楼,但要避免任何疲劳。② 个人卫生:可以自己洗澡,但要避免洗澡水过热,也要避免过冷、过热的环境。③ 家务:可以洗碗筷、洗菜、铺床、提2千克左右的重物、短时间园艺工作。④ 娱乐:可以打扑克、下棋、看电视、阅读、针织、缝纫、短时间乘车。⑤ 需要避免的活动:提举超过2千克的重物、过度弯腰、情绪沮丧、过度兴奋、应激。

第二阶段　① 个人卫生:可以外出理发。② 家务活动:可以洗小件衣服或使用洗衣机(但不可洗大件衣物),晾衣服,坐位熨小件衣物,使用缝纫机,掸尘,擦桌子,梳头,简单烹饪,提 4 千克左右的重物。③ 娱乐活动:可以进行有轻微的体力活动的娱乐。④ 性生活:在患者可以上下两层楼或可以步行 1 千米而无任何不适时,可以恢复性生活。⑤ 需要避免的活动:长时间活动,烫发之类的高温环境,提举超过 4 千克的重物,参与涉及经济或法律问题的活动。

第三阶段　① 家务活动:可以长时间熨烫衣物,铺床,提 4.5 千克左右的重物。② 娱乐活动:轻度园艺工作,在家练习打高尔夫球、桌球,室内游戏(放松性),短距离公共交通,短距离开车,探亲访友。③ 步行活动:连续步行 1 千米,每次 10~15 分钟,每天 1~2 次。④ 需要避免的活动:提举过重的物体、活动时间过长。

第四阶段　① 家务活动:可以与他人一起外出购物,正常烹饪,提 5 千克左右的重物。② 娱乐活动:小型油画或木工制作、家庭小修理、室外打扫。③ 步行活动:连续步行每次 20~25 分钟,每天两次。④ 需要避免的活动:提举过重的物体,使用电动工具,如电钻、电锯等。

第五阶段　① 家务活动:可以独立外出购物,短时间吸尘或拖地,提 5.5 千克左右的重物。② 娱乐活动:家庭修理性活动,钓鱼,保龄球类活动。③ 步行活动:连续步行每次 25~30 分钟,每天两次。④ 需要避免的活动:提举过重的物体,过强的等长收缩运动。

第六阶段　① 家务活动:清洗浴缸、窗户,可以提 9 千克左右的重物(如果没有任何不适)。② 娱乐活动:慢节奏跳舞,外出野餐,去影院或剧场。③ 步行活动:可列为日常生活活动项目,每次 30 分钟,每天两次。④ 需要避免的活动:剧烈运动,如举重、锯木、开大卡车、攀高、挖掘等,以及竞技性活动,如各种比赛。

3. Ⅲ期康复

指病情处于较长期稳定状态的冠心病患者,包括陈旧性心肌梗死、稳定性心绞痛及隐性冠心病。康复程序一般 2~3 个月,也可长至一年。自我锻炼应该持续终生。

(1)康复目标　巩固Ⅱ期康复成果,控制危险因素,改善或提高体力活动能力和心血管功能,恢复发病前的生活和工作。

(2)康复措施　包括有氧训练、力量训练、柔韧性训练、作业训练、医疗体操、气功等。根据患者的年龄、体重和残疾情况制订运动训练方案。

运动是冠心病患者康复的主要方法,关键是要掌握运动方式、运动量及实施的具体方法。

1) 运动方式:运动包括有氧训练、力量训练、柔韧性训练、作业训练、医疗体操、气功等。运动形式可以分为间断性和连续性运动。

2) 运动量:运动量要达到一定的阈值才能产生训练效应。合适运动量的主要标志:运动时稍出汗,轻度呼吸加快但不影响对话,早晨起床时感舒适,无持续的疲劳感和其他不适感。

3) 注意事项:首先要选择适当的运动,避免竞技性运动。其次,只在感觉良好时运动。感冒或发热后要在症状和体征消失两天以上才能恢复运动。另外,要注意周围环境因素对运动反应的影响及警惕运动时的症状,如发现下列症状,应停止运动,及时就医:上身不适(包括胸、臂、颈或下颌,可表现为酸痛、烧灼感、缩窄感或胀痛)、无力、气短、骨关节不适(关节痛或背痛)。

4) 训练实施:每次训练都必须包括准备活动、训练活动和结束活动。

四、康复训练方法

1. 步行及慢跑

选择环境优美、地面平坦的道路进行步行,能有效地改善心、肺功能,提高摄氧量。一般在清晨或傍晚时进行。方法:慢步指每小时1～2千米;散步指每小时3千米;快步指每小时5千米;疾步指每小时6千米,慢跑指每小时8千米。每次运动15～30秒,中间休息1～2次,每次3～5分钟,以后逐步增加持续时间和步行速度。也可用下面方法步行:① 步行400～800米:3～4分钟走200米,休息3分钟,再走200米;② 步行两段1000米平路:用18分钟走1000米,休息3～5分钟,再走1000米;③ 2000米平路:其中有5～10°坡度的路100米,用25分钟走1000米,休息8～10分钟,再走1000米。

2. 骑自行车

可选择功率自行车在室内进行,其优点是负荷量容易调整,运动量容易计算,也避免了马路交通拥挤而导致的精神紧张。

3. 游泳

游泳可使摄氧量增加,会游泳者可选择此项活动。注意游泳前做准备活动,时间以半小时至 1 小时为宜,游泳时间过久会引起肌肉痉挛和心绞痛发作。

4. 康复体操

可参照高血压训练操进行。广播操亦可推广应用,第三套广播体操可使心率达 100～110 次/分,运动量 3～4 代谢当量。

5. 太极拳

太极拳动作舒缓自然,动中有静,对合并高血压冠心病者更为合适。简化太极拳运动量较小,心率只能达到 90～105 次/分。

五、健康指导

(1) 指导患者正确认识冠心病的各种危险因素,积极预防高血压、高血脂、糖尿病。

(2) 控制体重,培养良好的饮食习惯,合理营养,戒烟酒,合理及有规律地安排生活、学习和工作。

(3) 适当进行有氧健身活动,消除紧张心理,以乐观的态度对待周围事物。

(4) 定期到医院接受体格检查,对于已患冠心病的患者,早期应注意控制病情的发展,积极参加康复治疗。

(5) 健康教育,向患者及家属讲解有关冠心病的知识;能描述心前区疼痛性质、部位,能知晓预防及缓解心前区疼痛及躯体不适的方法(非药物治疗的正确使用)。

(6) 家庭必备硝酸酯类镇痛药并熟知药物的作用、使用方法、有效期和贮存方法,建议有条件的家庭购氧气袋以备用。

■ 想一想,做一做

1. 简述冠心病康复治疗的分期和适应证。

2. 冠心病康复过程中应注意哪些问题?

3. 对患者进行冠心病康复教育。

第九节　糖尿病的康复护理

学习目标

1. 了解糖尿病的康复评估内容。
2. 掌握糖尿病的康复护理措施。
3. 能对糖尿病患者进行康复教育。

一、概述

糖尿病是一种由遗传因素和环境因素相互作用所致的,以持续高血糖为基本生化特征的全身性慢性代谢性障碍的综合征。世界卫生组织(WHO)确定的糖尿病诊断标准为:空腹血糖 7.0 毫摩尔/升(静脉血浆)或6.1 毫摩尔/升(静脉全血),临床表现为多食、多饮、多尿、消瘦无力,即三多一少症状。糖尿病按病因可分为四大类型:1 型糖尿病、2 型糖尿病、其他特殊类型糖尿病、妊娠期糖尿病。

糖尿病是常见病、多发病,随着人民生活水平的提高、人口老化、生活方式的改变,以及诊疗技术的进步,发病率呈迅速上升趋势,目前已成为继心血管病和癌肿之后的第三大非感染性疾病,是严重威胁人类生命健康的世界性公共卫生问题。因此,糖尿病及其并发症的康复治疗与护理是非常重要的。

二、康复评估

(一)身心评估

1. 残障评估

通过对视力、肾功能、心血管功能、神经功能评估可获得相关病变的信息,作为制订康复方案的依据,协助调整临床治疗方案。

2. 糖尿病监测

监测是糖尿病康复的保证,通过对糖尿病患者的血糖、尿糖、糖化血红蛋白、血压、体重等指标的监测,可以及时把握病情变化,并及早采取措施,调整治疗方案,保持理想的控制状态,防治急性并发症。糖尿病控制目标如表3-2所示。

表 3-2　糖尿病控制目标

项　目	单　位	理想值	良好值	较差值
空腹血糖	mmol/L	4.4～6.1	≤7.0	>7.0
餐后 2 小时血糖	mmol/L	4.4～8.0	≤10	>10
糖化血红蛋白	%	<6.2	6.2～8.0	>8.0
空腹血总胆固醇	mmol/L	<4.5	4.5～5.9	≥6.0
空腹血甘油三酯	mmol/L	<1.5	1.5～2.2	≥2.2
高密度脂蛋白胆固醇	mmol/L	>1.1	0.9～1.1	<0.9
低密度脂蛋白胆固醇	mmol/L	<2.5	2.5～4.4	≥4.5

（二）饮食及营养状况

饮食治疗是糖尿病治疗的最基本手段,如饮食不当、营养失衡将影响身体的康复。通过对饮食及营养状况的评估,可制订合理的饮食计划,以维持正常体重,促进胰岛功能恢复。

（三）运动耐力评估

在康复护理前,必须对糖尿病患者进行运动耐力评估,以确定其心脏负荷能力及身体运动耐力,保证康复护理治疗的安全性。运动试验方法有运动平板、功率自行车、上肢功量计等。运动试验前后需监测血糖水平,以防发生意外。

三、康复护理措施

（一）康复目标

（1）缓解高血糖、高血脂等代谢紊乱所引起的各种病症,血糖、血脂降到正常或接近正常水平,体重恢复或接近正常水平并保持稳定。

（2）患者不发生感染,发生时能被及时发现及处理。

（3）患者尽可能不发生慢性并发症，发生时能及时发现并处理。

（4）让患者掌握糖尿病的防治知识、必要的自我监测技能和自我保健能力，积极配合治疗，减少致残率和病死率。

（5）改善糖尿病患者的生活质量，享受并保持健康的心理状态。

（二）康复措施

目前，糖尿病治疗方案包括饮食疗法、运动疗法、药物疗法、糖尿病监测及糖尿病宣教等综合疗法。不同类型的糖尿病患者康复护理方案的侧重点也略有不同。

1. 饮食治疗的指导

（1）严格限制总热量　根据患者的标准体重、生理条件、劳动强度估计每日所需的总热量。对正常体重的患者，热量应维持或低于理想体重；肥胖者应限制总热量（＜5020 千焦/日）以减肥，使体重逐渐下降至正常标准的上下 5%。孕妇、乳母及消瘦者，应适当提高热量摄入，热量可增加10%～20%。

（2）合理搭配三大营养素　碳水化合物应占总热量的 50%～60%，主张食用粗制米、面和一定量杂粮，忌食葡萄糖、蔗糖和蜜糖等食品；蛋白质含量约占总热量的 15%～20%，以肉、蛋、乳、豆等优质蛋白为主；脂肪应占25%～30%；宜用不饱和脂肪酸，限制饱和脂肪酸的摄入。

（3）选择合适的食物种类　饮食尽量包括谷类、肉蛋类、奶类及蔬菜类四类基本食物；重视对食物纤维的摄入，如玉米、南瓜、米糠、麸皮等，以降低餐后血糖；注意适量的维生素及微量元素供给，如锌、铬、锰等调节机体生理功能，改善胰岛素的抵抗；适量进食水果，减少酒和盐的摄入。

（4）合理分配三餐　一般早、中、晚三餐热量的分布以 1/5、2/5、2/5 为宜，并可根据生活习惯、用药情况及病情控制情况做必要的调整。

2. 运动疗法

运动可增加呼吸、心血管功能和改善体内新陈代谢，纠正血糖、血脂代谢紊乱，预防和减少糖尿病慢性并发症，减低糖尿病的致残率。

（1）适应证　2 型糖尿病的肥胖和超重者；糖尿病早期轻度糖耐量异常者和有微量蛋白尿；无眼底出血的患者；无酮症酸中毒的 1 型糖尿病患者。

（2）禁忌证　有严重器质性并发症导致功能损害；空腹血糖＞13.9毫摩尔/升、酮症酸中毒；合并急性感染的患者。

3. 并发症的处理

（1）眼睛的康复护理　在确诊糖尿病后应全面检查眼底，以后每年复查 1 次，已有视网膜病变者，应每 3～6 个月检查 1 次；视力低下、行动不便者，应于生活上照顾，外出时应有人带领，以免发生意外。鼓励患者积极配合治疗。

（2）心功能的康复护理　根据心功能评估结果，制订心脏康复的运动方案；控制钠盐的摄入；监测心率、血压、心电图，并做好记录；保持情绪稳定，避免诱发高血压；避免迅速改变体位，以免直立性低血压的发生。

（3）肾功能的康复护理　根据肾功能的评估结果，制订肾功能的康复运动方式，对透析治疗患者，也应正确指导其运动及日常生活活动，以提高其生存质量；在医生指导下进行降压治疗；限制饮食中蛋白质的摄入量，应给予优质低蛋白饮食；预防皮肤感染。

（4）神经病变康复护理

1）周围神经病变：可进行局部按摩，以改善血液循环，防止软组织粘连，延缓肌肉萎缩；采用热敷疗法，以消除炎症，改善局部血液循环，缓解疼痛。对糖尿病足患者应做好足部护理：① 每天检查足部，及早发现足部的异常，若发现水泡、皲裂、鸡眼等，应及时处理；② 每天用 37～38℃温水浸泡，浸泡时间不应多于 5 分钟，之后用柔软吸水性强的毛巾将脚擦干；③ 注意不要赤脚走路，鞋要宽松、大小合适，并注意鞋的密闭性及透气性，最好是软皮面、厚胶底的防滑鞋，袜子应选择柔软、平整的棉质袜；④ 定时修剪趾甲，趾甲不宜过短，以免损伤甲沟引起感染；⑤ 经常观察足部皮肤的色泽及温度以及足背动脉，及时发现足部缺血情况；⑥ 戒烟酒，以免引起血管收缩，减少足部血供；⑦ 禁用碘酒、石炭酸等刺激性药物。

2）自主神经病变：对便秘患者可采取：① 用盐水灌肠，清除粪块，解除梗阻；② 调节饮食，食用含纤维素较多的食物，以利于保持大便通畅；③ 适量运动，以利于肠蠕动加快；④ 应用低、中频电疗法，刺激穴位，帮助肠蠕动恢复。

4. 药物治疗

糖尿病药物治疗有口服降血糖药物、中药和胰岛素三类。

四、康复训练方法

下面简单介绍一下运动疗法：

（1）原则　运动处方必须体现个体化；应循序渐进，从轻度运动开始，逐渐增加强度；要持之以恒，不可中断；开始尽量在医生的监护下实施，然后逐渐过渡到自我监护下完成；要定期评估，调整运动方案，并与饮食治疗、药物治疗相配合。

（2）种类　通常选择低至中等强度的有氧运动方式，常用有动态运动的快步走、慢跑、骑车、游泳、爬山、健身操、太极拳等，此外也可选择静态运动，如训练器训练肌力、肌肉耐力等，日常生活中尽可能运动，如上楼不坐电梯、近距离不坐车等。最近有研究认为，力量性运动（如举重）有助于脂肪消耗，改善胰岛素的敏感性。

（3）强度　适应糖尿病患者的运动靶强度相当于 $70\%\sim80\%$ 的最大心率。最大心率可以通过运动心电试验获得，如果无条件做运动心电试验，可选用以下公式计算：运动靶心率＝安静心率＋安静心率×（$50\%\sim70\%$）。不同年龄的患者靶心率不同。运动后休息 5 分钟测量心率，来测量运动强度，若心率大于靶心率，表明运动强度稍大；若心率小于靶心率，表明运动强度不够。

（4）时间　通常开始运动时以 10 分钟为宜，以后可逐步延长至 $30\sim40$ 分钟，其中可穿插必要的间隙时间。

（5）频率　可根据每次运动的运动量大小而定，一般以每周运动 $3\sim4$ 次为宜。

（6）注意事项　运动前应做一次全面的体格检查，便于制订合理的方案；运动实施前后进行必要的准备活动和放松运动，以免心脑血管意外或肌肉骨关节损伤；运动量要适中，不能过于疲劳，以免加重病情；运动应在餐后进行，并避开胰岛素的高峰时间；运动时随带一些糖果、饼干等，一旦有低血糖感觉立即进食；如运动过程中感到头昏、胸闷、心慌，应减少或停止运动，并及时测量血压、血糖或尿糖。

五、健康指导

糖尿病的健康教育是贯穿糖尿病治疗始终的一项非常重要的措施。通过教育把防治知识教给患者,充分发挥其主观能动性,积极配合医护人员,长期自觉执行康复治疗方案,这对有效预防和控制并发症的发生及发展,获得较好的生活质量具有重要的意义。健康教育的内容包括:

(1)宣教糖尿病基础知识。

(2)饮食疗法的指导,包括饮食治疗的重要性、具体措施及适宜吃的和不适宜吃的食物。

(3)运动疗法的指导,包括运动治疗的意义、方法、注意事项。

(4)口服降糖药物介绍,如种类、适应证、作用、服用方法、不良反应。

(5)胰岛素的种类、使用方法、不良反应及相应处理措施、自我注射技术指导。

(6)血糖监测仪使用方法及尿糖监测方法的指导。

(7)自我监测及记录,包括每天饮食、体力活动、精神状态、胰岛素注射及血糖、尿糖、尿酮的检查结果。

(8)介绍如何进行皮肤护理、足部护理以及应急情况的处理。

(9)心理护理,指导患者,正确认识疾病,树立战胜疾病的信心。

■ 想一想,做一做

1. 简述糖尿病的康复护理措施。
2. 糖尿病的康复护理目标是什么?
3. 健康教育的基本内容有哪些?
4. 如何对患者进行运动疗法、饮食护理?

第十节　骨质疏松症的康复护理

■ 学习目标

1. 了解骨质疏松症的病因、临床表现和康复评估内容。
2. 掌握骨质疏松症的康复护理措施。
3. 熟悉骨质疏松症的康复教育内容。

一、概述

骨质疏松症是一种以低骨量和骨组织微结构破坏为特征,导致骨骼脆性增加和易发生骨折的全身性疾病,主要临床表现为疼痛、身高缩短或驼背、骨折。骨折常见部位包括胸腰椎、桡骨远端、股骨近端。在我国,随着社会日趋老龄化,骨质疏松的发生率也有明显增高趋势。由于骨质疏松是致残率较高的疾病,其昂贵的治疗费和较长的治疗周期给家庭和社会带来沉重的负担,故对该病的康复护理治疗具有重要的现实意义。

二、康复护理评估

(一)身心状况

(1)原发性骨质疏松症,占发病总数的 85%～90%,又分两型:Ⅰ型为绝经后骨质疏松症,为高转换型,多见于绝经后不久的妇女,主要与处于绝经期的妇女体内雌激素水平明显降低,破骨细胞功能活跃,使骨量丢失有关;Ⅱ型为老年性骨质疏松症,为低转换型,多在 65 岁以后发生,与性激素水平下降,钙摄入不足,户外活动少及内分泌激素(如降钙素)水平下降等有关。

(2)继发性骨质疏松症,占发病总数的 10%～15%,是由疾病(如内分泌疾病、血液病、胃肠道疾病等)以及药物、不良嗜好所致。

(3)特发性骨质疏松症,少见,多发生于青少年,多有家族史。

(二)实验室及其他检查

(1)骨密度(BMD)评估　约 30%～50% 的患者无明显骨痛等症状,生化指标变化多不显著,因此,骨密度监测就成为诊断的重要客观依据。方法有 X 线摄片、单光子吸收法(SPA)、双光子(DPA)、双能 X 线(DXA)吸收法、定量 CT 法(QCT)和定量骨超声(QUS)等。

(2)生化指标评估　如骨形成指标、骨吸收指标、骨矿代谢指标等。

(三)骨痛评估

常用四级评分法:Ⅰ级:剧痛,活动时疼痛无法忍受;Ⅱ级:中度疼痛,活动时疼痛可以忍受;Ⅲ级:轻度疼痛,活动时疼痛可以意识到;Ⅳ级:无痛。

三、康复护理措施

（一）康复目标

（1）尽量避免和矫正诱发骨质疏松的不利因素，获得理想的骨峰值和延缓、降低骨量的丢失。

（2）缓解和消除骨质疏松引起的疼痛。

（3）预防继发性骨折的发生。

（4）防止肌肉萎缩、肌腱萎缩和继发性骨质疏松。

（5）使患者和家属掌握骨质疏松的有关知识，改善和增强患者战胜疾病的信心。

（二）康复措施

1. 饮食护理

科学合理的饮食结构是预防和治疗骨质疏松的基础，与骨质疏松关系密切的有钙、镁、锌、铜、锰、维生素 C、维生素 D 和蛋白质。丰富蛋白质、含钙、磷较多的食品包括：各种肉类、蛋类、奶类及豆类、海产品等，干虾皮含钙量较高。维生素 D 可由皮肤经日照产生，也可从食物（鱼、鸡蛋、牛肉等）中补充。在饮食治疗骨质疏松的同时，应根据身体的具体情况调整饮食结构，如合并代谢性疾病，应控制脂肪、蛋白质的摄入量，干虾皮含钙质很丰富，但含胆固醇也很多。现代研究证明，大豆异黄酮是一种植物雌激素，对预防骨质疏松症和妇女更年期综合征的发生有明显的作用。食用含大豆异黄酮丰富的大豆及其制品是骨质疏松症患者明智的选择。

2. 运动疗法

运动疗法对骨质疏松症患者的康复更是必不可少的措施。运动可调节全身代谢状态，改善骨骼血液循环状况，增加外力对骨骼的刺激，强化骨骼肌肉，从而缓解骨质疏松。运动疗法的内容可根据病情，有针对性地选择治疗部位、运动幅度、速度和肌肉收缩的强度。

3. 药物指导

药物治疗是防治骨质疏松症的重要环节，坚持早期、长期、联合治疗原则。选用钙剂、维生素 D、性激素，以及抑制骨吸收、促进骨形成的药物，以及中药内服、熏洗或外敷，根据病程、病情选择应用。

此外,电疗、磁疗、水疗、温热治疗对防治骨质疏松症、减轻疼痛也是非常有利的。

四、康复训练方法

1. 常用方法

(1)握力锻炼 用握力器每日坚持握力训练 30 分钟以上能防治桡骨远端、肱骨近端骨质疏松。

(2)负重运动 提倡每天半小时的户外运动。根据个人爱好和具体条件选择运动方式,自由散步或在跑步机上步行:速度为 80～100 米/分钟,距离逐渐增加至 2000～3000 米。走跑交替:步行 1 分钟与慢跑 1 分钟交替进行 20 次,总时间 30 分钟,走速 50 米/分钟,跑步 100 米/分钟。慢跑:速度为 100 米/分钟,距离渐增至 1000～2000 米,时间为 15～20 分钟。骑自行车:在室内可用功率自行车,运动强度适中,持续 15 分钟。以上运动强度应达到最大心率的 50％或 130 次/分钟为宜。运动时间每周最少 3 次,每次 20 分钟。

(3)俯卧撑运动 每日 1 次,尽量多做,每次所做数量不得少于前一次,能防治股骨颈、桡骨远端、肱骨近端骨质疏松。

(4)等长运动 如上肢外展等长收缩,每日 1～2 次,用于防治肱、桡骨骨质疏松;下肢后伸等长运动,每日 1 次,用于防治股骨近端骨质疏松;躯干伸肌过伸等长运动,可在站立或俯卧位下进行,每周 2～3 次,每次 10～20 分钟,防治脊柱骨质疏松。此外有太极拳、气功等。

2. 运动时应遵循的原则

运动时应遵循的原则是:量力而行、劳逸结合、循序渐进、持之以恒。对昏迷、瘫痪等病人,应进行被动的关节活动训练;截瘫者,可进行治疗性步行,直立床、斜床站立或做轮椅体操。老年人应注意:如果片面追求高负荷的运动量,每天大汗淋漓,体能极限消耗,往往容易对身体造成伤害。专家推荐:老人们进行低能量运动锻炼。低能量运动项目随时随地都可进行,可以集体活动,也可以单独活动。低能量运动的心率应控制在 100～130 次/分之间。另外,选取的锻炼项目技术含量不能太高,即使毫无运动基础的老年人,只要有健身愿望,就立即可以进入角色。在锻炼时间上要宽松,既可以在茶余饭后的零散时间进行,也可以在早、晚时间进行,时间安排亦可长可短。

五、健康指导

(1)对患者进行有关骨质疏松及预防骨折知识教育 如多晒太阳,适度运动,合理饮食,忌烟,忌酒。如条件许可定期测量骨密度,及时发现,及时治疗。骨质疏松症患者要遵医嘱按时服药,老年人应慎用药物,如利尿剂、四环素、异烟肼、抗癌药、强的松等均可影响骨质的代谢。预防各种意外伤害,尤其是跌倒容易造成手腕、手臂、股骨等处的骨折。

(2)教会患者做静力性体位训练,使其保持正确的体位和姿势。方法:坐或立位时应伸直腰背,收缩腹肌、臀肌,增加腹压,吸气时扩胸伸背,或坐直背靠椅;卧位时应仰卧,低枕,尽量使背部伸直;坚持睡硬板床,此适应于所有患者,以防驼背及骨折。

(3)教会患者步行锻炼,以每日步行5000步、小于1万步为宜。适应于老年患者,可防治下肢及脊柱的骨质疏松。

(4)积极治疗与骨质疏松症有关的疾病。

□ 想一想,做一做

1. 简述骨质疏松症的康复护理措施。
2. 骨质疏松症的康复训练方法有哪些?
3. 骨质疏松症健康教育的基本内容有哪些?
4. 如何对患者进行饮食护理?

附录一

老年康复健身操

一、概述

康复实践研究证明,运动是延缓衰老和促进健康的重要手段,合理的康复方案是健身和防治慢性病的有效措施,这是药物或保健品所不能替代的。针对老年人的生理特点,我们编制了简易的老年康复健身操,对于由于生理缺陷、伤残和慢性疾病所引起的身体整体或局部机能障碍者,经常进行康复健身操训练,能充分发挥机体的潜在能力,从而改善生理功能,提高生活质量,使晚年生活充满活力。

(一)运动训练的益处

经常适量的运动训练可改善老人和老年慢性病患者的健康状况,带来下列益处:

(1)加强心肺功能,促进血液循环,增强体能及提高人体的免疫功能。

(2)锻炼肌肉,增强肌力和耐力,改善全身功能状态。

(3)增加关节的灵活程度,延缓老化现象,防治骨质疏松,降低跌倒的机会。

(4)提高身体移动和站立行走功能,促进日常生活活动能力。

(5)有利于控制体重,改善血压及降低血脂。

(6)有利于缓解紧张情绪,增强自信,建立良好的人际关系。

(二)运动训练时须注意的事项

(1)穿着合适的运动服装和运动鞋。

(2)在空气流通和温度适中的环境下进行运动。

(3)选择适合老人体能的运动,必须循序渐进,由简单的运动开始。

(4)站立行走训练时应做好安全防护措施,防止跌倒。

(5)动作切勿过大或太快,特别是进行颈部、腰部和双膝的运动。

（6）运动时要保持呼吸顺畅，若有头晕眼花、心悸气短等不适，应暂停运动。

（三）主观运动强度评分表

主观运动强度评分表

级别	0	1	2	3	4	5	6	7	8	9	10
运动强度	静止状态	非常非常容易	非常容易	较容易	容易	适中	吃力	较吃力	较辛苦	非常非常辛苦	极度辛苦
所处阶段	热身阶段				训练阶段				危险阶段		

注意：① 运动强度应控制在4～7分之间。② 运动时间每日1～2次，每次10～30分钟。③ 每个动作必须缓慢地进行，分别做5～8次，每次停留5秒钟左右。

二、老年康复健身操练习要领

➡ **头、颈部运动**

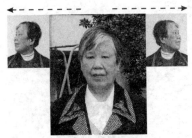

1. 左右转动

头面部慢慢向右转并向右看5秒钟，然后向左转。

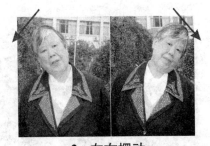

2. 左右摆动

头部缓慢地向左右肩部侧靠，耳朵尽量去触到肩膀。

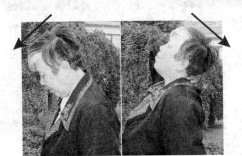

3. 上下运动

头向上，双眼注视天花板5秒钟，然后头向下，下颌尽量触及胸部。

肩部运动

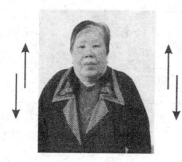

1. 上下耸肩

两肩向耳朵方向耸起、还原。

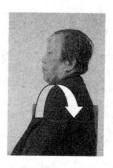

2. 前后转肩

两肩略向前移,上提并向后转。两肩略向后移,上提并向前转。

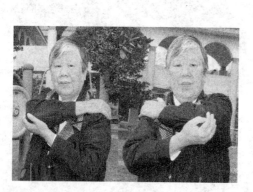

3. 托肘拉肩

抬起右手伸向左肩,左手托右肘推向肩部,还原后换手再做。

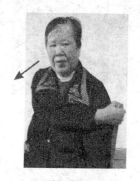

4. 拉椅压肩

端坐,转腰向左,右手扳左边椅背,身体略向前压,还原后做另一边。

➡ 上肢运动

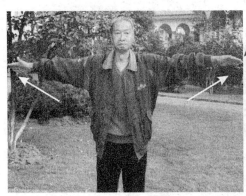 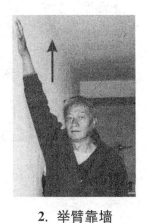

1. 举臂合掌

眼望前方,双手向外侧平举达头顶,两掌相拍,还原。

2. 举臂靠墙

身体靠近墙边,高举右臂,尽量向上方伸展,还原后换臂再做。

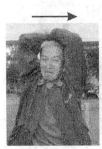 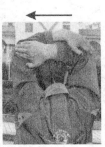 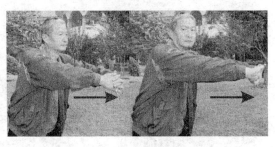

3. 双手抱头

右手屈曲放在头后,左手轻力将右肘向左拉,然后换左手,重复动作。

4. 伸肩拉臂

双手扣指前伸,手背向前,腰背保持挺直,还原。双手手指反扣前伸,手心向前,还原。

➡ 手腕运动

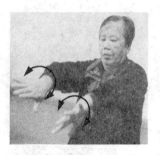

1. 内外转腕

　　双手向内转腕，反方向再做。

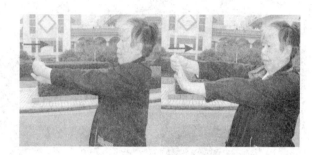

2. 上下屈腕

　　右手伸直，手心向前，左手将右手腕轻轻向后扳。还原后换手再做。

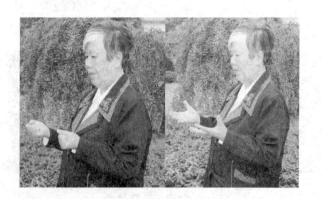

3. 手指屈伸

　　两臂前屈平腰，双手握拳，然后放开，手指伸直。也可一手握拳，一手松开，交替进行。

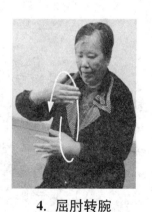

4. 屈肘转腕

　　双手屈肘于胸前，伸展手掌在胸前来回打转。先顺时针，再逆时针。

➡ 躯干运动

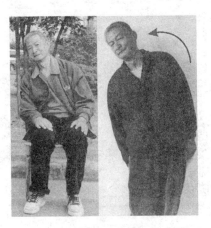

1. 侧弯运动

坐位或站立,双手垂直放于身旁,慢慢将身体向右侧下弯,然后再向左侧下弯。

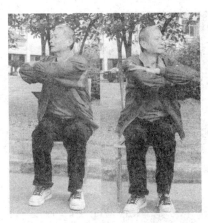

2. 转体运动

双手环抱胸前,慢慢将身体向右转,静止,再向左转,静止。

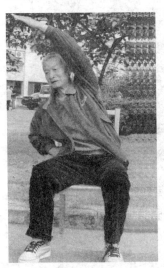

3. 两侧弯腰

坐在椅上,眼望前方,左手向上伸,右手放在大腿上,缓缓弯向右侧,还原后换手再做。

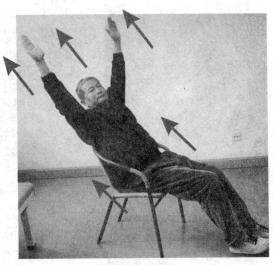

4. 直伸腰背

背靠椅背,双手向上伸,头部、上身及腰背尽量拉直,双脚平放前方。

➡ 下肢运动

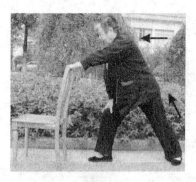

1. 弓步拉腿

双手抓紧椅背,作弓箭步,后腿伸直,静止,然后换腿再做。

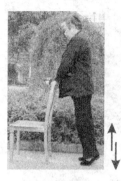

2. 脚尖跐地

双手抓紧椅背,双脚或单脚脚趾贴地,提起脚跟,还原。

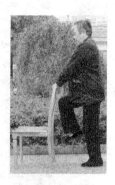

3. 屈膝提腿

一手抓紧椅背,一手叉腰,屈膝提腿,还原。换脚再做。

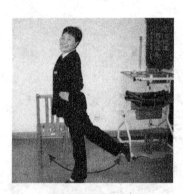

4. 前后摆腿

一手扶椅背或桌边帮助平衡,伸直右脚前后摆动。换脚再做。

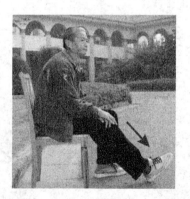

5. 坐式压腿

稳坐椅边,伸直左脚,脚尖向上,右手平放右膝,左手轻握左腿缓缓向前移。还原后换脚再做。

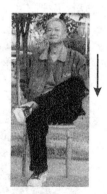

6. 屈膝驾腿

坐在椅上,将左脚踝横放在左大腿上,双手慢慢将左腿向下压,静止,然后换腿再做。

➡ 床上运动

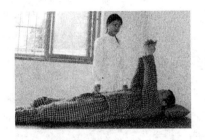

1. 上肢运动

　　仰卧,双手高举向上,并向头部方向伸展,直至跨过头部,还原。再向左右运动,还原。

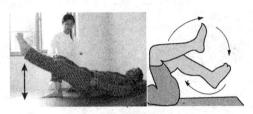

2. 上下抬腿

　　仰卧,提高左腿离床面,慢慢将脚放下,然后换脚再做。或双脚做踏单车动作。

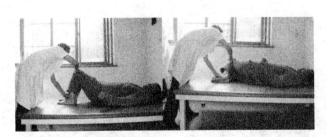

3. 左右摆腿

　　曲膝仰卧,双脚向右摆放,静止,然后再向左摆放。

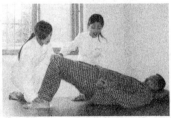

4. 桥式运动

　　曲膝仰卧,提高臀部使之离开床面,直至臀部与大腿成一直线,还原。

➡ 持物训练

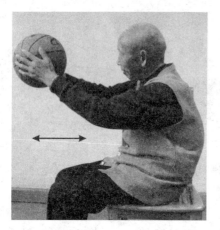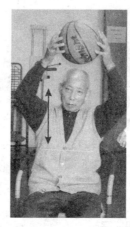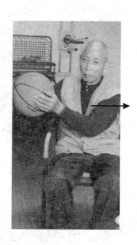

1. 皮球运动

双手持皮球，放在胸前，向前伸直手臂，还原；向上高举皮球过头顶及伸直手臂，还原；向左前方伸直手臂，还原；向右前方伸直手臂，还原。

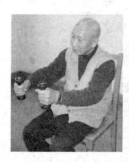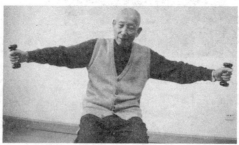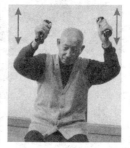

2. 哑铃运动

双手持哑铃（也可用盛 500 毫升水的各种瓶子代替）向胸前平伸，再向外展，还原，然后上举头部，还原。或举臂向前、左右、上下交替进行。

➡ 椅上运动

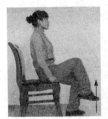 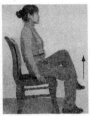

1. 左右提腿

先提右腿,然后提左腿。

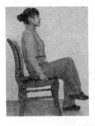 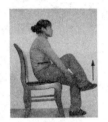

2. 腿下拍掌

提右腿稍高,双手同时在右腿下拍掌;然后提左腿稍高,双手同时在左腿下拍掌。

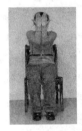 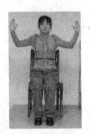

3. 外展双臂

腰背部略微离开椅背,手肘提高至胸前,然后张开至两侧,收回原位。

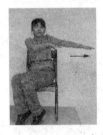 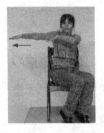

4. 左右交替

左手外展平举,右手屈肘于胸前、腰与下肢两膝往右转;还原后换方向再做。

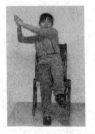 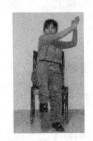

5. 举手抬足

先提右腿,举双手左边拍掌;然后提左腿,举双手右边拍掌。

附录二

练习题

一、**单项选择题**（每一道考题下面有 A、B、C、D 四个备选答案，请从中选择一个最佳答案）

1. 现代医学不包括 ……………………………………………… （   ）
   A. 预防医学　　　　　　　　　B. 临床医学
   C. 康复医学　　　　　　　　　D. 疗养医学

2. 康复医学 ………………………………………………………… （   ）
   A. 是应用医学手段的康复　　　B. 等同于康复
   C. 包括职业康复　　　　　　　D. 包括社会康复

3. 全面康复的内容是 …………………………………………… （   ）
   A. 医学康复、教育康复、社会康复、现代康复
   B. 职业康复、教育康复、社会康复、护理康复
   C. 医学康复、教育康复、社会康复、职业康复
   D. 医学康复、教育康复、社会康复、整体康复

4. 以下哪种人不是康复护理的主要工作对象 ……………… （   ）
   A. 残疾者　　　　　　　　　　B. 老年和慢性病患者
   C. 孤寡老人　　　　　　　　　D. 急性伤病后及手术后的患者

5. 以下哪期不是康复护理效果最好的阶段 ………………… （   ）
   A. 急性期　　　　　　　　　　B. 慢性期
   C. 后遗症期　　　　　　　　　D. 恢复期

6. 康复的目标是病伤残者的 …………………………………… （   ）
   A. 全面康复　　B. 职业安排　　C. 生活自理　　D. 人权地位

7. 下列关于康复的叙述，不正确的是 ………………………… （   ）
   A. 康复医学不是医疗的延续，也不是临床医疗的重复

B. 康复工作宜在疾病后期进行

C. 康复不是百分之百的恢复

D. 康复是尽可能使患者身体功能得以恢复

8. 康复护理不同于一般的临床护理,最主要体现在 ……………（　　）

A. 自我护理 　　　　　　　　B. 家属护理

C. 护理援助 　　　　　　　　D. 替代护理

9. 在我国残疾是按下列哪项分类的

A. 器官 　　　　　　　　　　B. 发生部位

C. 结构 　　　　　　　　　　D. 功能

10. 残疾预防中一级预防最为有效,可降低残疾发生率 …………（　　）

A. 50% 　　　　　　　　　　B. 60%

C. 70% 　　　　　　　　　　D. 80%

11. 一患者(普通劳动者)左手小指末节截肢属 …………………（　　）

A. 病损 　　　　　　　　　　B. 失能

C. 残障 　　　　　　　　　　D. 残疾

12. 肌力是指 ……………………………………………………（　　）

A. 肌肉收缩的程度 　　　　　B. 肌肉收缩的力量

C. 肌肉活动的耐力 　　　　　D. 肌肉活动的范围

13. 肌肉能收缩,在减重状态下能做关节全范围活动的肌力为 …（　　）

A. 1 级 　　　　　　　　　　B. 2 级

C. 3 级 　　　　　　　　　　D. 4 级～5 级

14. 增强肌力的最佳运动方式为 ………………………………（　　）

A. 主动运动 　　　　　　　　B. 被动运动

C. 抗阻运动 　　　　　　　　D. 耐力运动

15. 测量关节活动范围一般以哪项为 0°位的起始位置 …………（　　）

A. 水平位 　　　　　　　　　B. 人体功能位

C. 人体解剖位 　　　　　　　D. 垂直位

16. 以下有关关节活动度检查的注意事项,错误的是 …………（　　）

A. 防止邻近关节的替代动作

B. 需测关节的主动运动范围和被动运动范围

C. 按摩、运动后立即进行

D. 与健侧对比

17. 在测量关节运动时,应放在肢体上一起移动的是 ……………（　　）
  A. 固定臂　　　　　　　　　　B. 轴心
  C. 指针　　　　　　　　　　　D. 移动臂

18. 无外力作用时,自我运动身体调整和控制身体稳定性的过程是指
  ………………………………………………………（　　）
  A. 自动态平衡　　　　　　　　B. 他动态平衡
  C. 静态平衡　　　　　　　　　D. 动态平衡

19. 被动活动肢体有持续性阻力反应属 ……………………（　　）
  A. 低张力　　　　　　　　　　B. 重度高张力
  C. 轻、中度高张力　　　　　　D. 正常张力

20. 患者完全不用力,依靠外力的帮助来完成整个运动过程的是
  ………………………………………………………（　　）
  A. 主动运动　　　　　　　　　B. 被动运动
  C. 助力运动　　　　　　　　　D. 抗阻运动

21. 关节活动不充分时的关节活动范围训练多采用 …………（　　）
  A. 主动运动　　　　　　　　　B. 被动运动
  C. 主动运动和被动运动　　　　D. 抗阻运动

22. 关节的主动运动范围小于被动运动时提示 ………………（　　）
  A. 关节异常　　　　　　　　　B. 肌力下降
  C. 肌肉耐力下降　　　　　　　D. 骨质增生

23. 全身关节活动度最大的是 …………………………………（　　）
  A. 肩关节　　　　　　　　　　B. 髋关节
  C. 膝关节　　　　　　　　　　D. 肘关节

24. 一个步行周期是指 …………………………………………（　　）
  A. 人在行走时从一侧足跟着地,到此侧足跟再次着地的连续过程
  B. 人在行走时从一侧足的足尖着地,到此侧足尖再次着地的连续过程
  C. 人在行走时从一侧足跟着地,到此侧足尖着地的连续过程
  D. 人在行走时从一侧足尖着地,到此侧足跟着地的连续过程

25. 整个支撑相占一个步行周期的 ……………………………（　　）
  A. 40%　　　　B. 50%　　　　C. 60%　　　　D. 65%

26. 以下常见的病理步态哪一种是错误的 ……………………（　　）
  A. 蹒跚步态多见于小脑和前庭疾患

B. 减痛步态见于肌营养不良

C. 慌张步态见于帕金森病或其他基底节疾患

D. 剪刀步态见于脑性瘫痪

27. 短腿步态一般是指双下肢不等长相差多少厘米以上 ………… （　　）

A. 2.0　　　　　　　　　　　B. 2.5

C. 3.0　　　　　　　　　　　D. 3.5

28. ADL 评估的主要内容是 …………………………………… （　　）

A. 生活活动能力　　　　　　B. 生活自理能力

C. 生活质量　　　　　　　　D. 生活活动范围

29. ADL 运动方面不包括 ……………………………………… （　　）

A. 轮椅上运动和转移　　　　B. 室内或室外行走

C. 床上运动　　　　　　　　D. 以慢速跑 45 米

30. 以下有关 Barthel 指数评分的结果,错误的是 ……………… （　　）

A. <20 分,生活完全需要依赖　　B. 20~40 分,生活需要很大帮助

C. 40~60 分,生活需要帮助　　　D. >60 分,可以独立生活

31. 以下关于 FIM 评估的描述,不妥的是 …………………… （　　）

A. 能全面、客观地反映残疾者的日常生活活动能力

B. 是功能独立性评估

C. 适用于老年慢性病患者

D. 得分越高,独立水平越好,反之越差

32. 肌肉收缩时张力明显增加,但关节不产生肉眼可见的运动称为

……………………………………………………………… （　　）

A. 等张运动　　　　　　　　B. 等长运动

C. 等速运动　　　　　　　　D. 助力运动

33. 下列哪项最能反映助力运动 ……………………………… （　　）

A. 完全借助外力的辅助才可完成

B. 借助自身其他肌肉替代完成

C. 部分借助外力的辅助,部分由患者主动收缩肌肉来完成

D. 借助的外力由康复人员提供

34. 以下关于等张运动的描述,不妥的是 …………………… （　　）

A. 肌张力基本保持不变

B. 肌纤维长度缩短或延长

C. 根据肌肉收缩的方向可分向心性和离心性两种

D. 关节不产生运动

35. 关节活动时两端互相靠近,角度变小为 ……………………………… （　）

A. 屈曲 　　　　　　　　　　　B. 伸展

C. 内收 　　　　　　　　　　　D. 外展

36. 人体骨头有 ……………………………………………………………… （　）

A. 216 块 　　　　　　　　　　B. 206 块

C. 208 块 　　　　　　　　　　D. 218 块

37. 处于骨折术后石膏固定期患者,为防止和延缓肌肉废用性萎缩宜选用
………………………………………………………………………… （　）

A. 等速运动 　　　　　　　　　B. 等张运动

C. 等长运动 　　　　　　　　　D. 向心性运动

38. 耐力运动的主要目的是 ………………………………………………… （　）

A. 增强肌力 　　　　　　　　　B. 增强关节活动度

C. 增加柔韧性 　　　　　　　　D. 增加心肺功能

39. 根据关节活动受限的方向和程度设计的医疗体操属于 ……………… （　）

A. 主动运动 　　　　　　　　　B. 被动运动

C. 助力运动 　　　　　　　　　D. 抗阻运动

40. 正常人体运动发育顺序中发育最早的是 ……………………………… （　）

A. 头颈部 　　　　　　　　　　B. 躯体

C. 四肢近端 　　　　　　　　　D. 四肢远端

41. 以下关于运动训练的叙述,不正确的是 ……………………………… （　）

A. 康复人员应动作轻柔、缓慢,逐步增大活动范围

B. 防止过度用力出现骨折、肌肉拉伤等二次损伤

C. 活动顺序应由远端至近端,从小关节至大关节依次进行

D. 关节有急性炎症、肿胀、骨折、异常活动时应中止训练

42. 主动运动训练适用于哪级肌力的患者 ………………………………… （　）

A. 0 级 　　　　　　　　　　　B. 1～2 级

C. 3 级以上 　　　　　　　　　D. 4 级

43. 简化计算的运动靶心率为 ……………………………………………… （　）

A. (170～180)－年龄 　　　　　B. (160～170)－年龄

C. (180～190)－年龄 　　　　　D. (170～190)－年龄

44. 下列哪项不是耐力性项目 ………………………………………… （　　）

A. 骑自行车　　　　　　　　　B. 健身跑

C. 掷实心球　　　　　　　　　D. 登山

45. 运动疗法适用于 …………………………………………………… （　　）

A. 感染性疾病　　　　　　　　B. 关节功能障碍

C. 器官功能失代偿　　　　　　D. 严重衰弱

46. 将健侧下肢伸到患侧下肢下方,两下肢同时用力上提属 …… （　　）

A. 被动运动　　　　　　　　　B. 助力运动

C. 主动运动　　　　　　　　　D. 抗阻运动

47. 以下哪项不是关节牵引的作用 ………………………………… （　　）

A. 增强肌肉耐力　　　　　　　B. 牵伸关节和软组织

C. 解除肌肉痉挛　　　　　　　D. 改善关节活动范围

48. 下楼梯时股四头肌收缩是 ……………………………………… （　　）

A. 等速收缩　　　　　　　　　B. 向心性收缩

C. 离心性收缩　　　　　　　　D. 静力性收缩

49. 下列关于耐力训练的叙述,不妥的是 ………………………… （　　）

A. 训练前后要做准备和整理运动

B. 训练宜长期坚持才能达到预期效果

C. 训练最好是在饱餐后进行

D. 高血压、心脏病患者训练时尽量不要屏气

50. 下列关于平衡能力训练,其中不妥的是 …………………… （　　）

A. 训练重心由高到低

B. 由睁眼到闭眼

C. 由最稳定的体位过渡到最不稳定的体位

D. 训练内容由易到难,循序渐进

51. 体位转换时间一般是间隔 ……………………………………… （　　）

A. 1 小时　　　　B. 2 小时　　　　C. 3 小时　　　　D. 4 小时

52. 体位转换可以预防压疮和挛缩的形成,因此要密切注意 …… （　　）

A. 发挥患者的残存功能

B. 观察全身皮肤局部受压及肢体循环情况

C. 保持患者肢体功能位和安全舒适度

D. 患者的心情,取得患者的理解和配合

53. 协助患者翻身时康复人员应站在 ……………………………… ( )

    A. 患者髋部   B. 患者肩部

    C. 先在患者头部再至臀部   D. 肩和腰的中间位置

54. 步行训练前的准备与以下哪项关系不是很大 ……………………… ( )

    A. 肌力训练   B. 耐力训练

    C. 关节活动度训练   D. 平衡协调能力训练

55. 步行训练时双拐同时向前迈出,然后支撑并摆动身体,使双足迈至邻近双拐落地点处着地为 …………………………………………………… ( )

    A. 迈至步   B. 迈越步   C. 二点步   D. 三点步

56. 以下关于扶杖步行训练,其中正确的是 …………………………… ( )

    A. 患侧持杖   B. 健侧持杖

    C. 先迈患肢   D. 先迈健肢

57. 使用双腋杖上下楼梯的步法是 ……………………………………… ( )

    A. 上楼时双杖和健腿先上,下楼时双杖及患腿先下

    B. 上楼时双杖及患腿先上,下楼时健腿先下

    C. 上楼时健腿先上,下楼时健腿先下

    D. 上楼时双杖及患腿先上,下楼时双杖及患腿先下

58. 手杖适用于 …………………………………………………………… ( )

    A. 上肢有足够肌力,下肢功能障碍较轻者

    B. 上肢有足够肌力,下肢功能障碍较重者

    C. 上下肢功能障碍均较重者

    D. 上肢功能障碍,下肢有足够肌力者

59. 训练患者穿脱开襟上衣不妥的是 …………………………………… ( )

    A. 更衣活动最好在早晨或晚上进行训练

    B. 患者取坐位,用健手找到衣领

    C. 先穿患手,再穿健手

    D. 按患者平时穿衣习惯而定

60. 改善肩肘屈伸的作业训练是 ………………………………………… ( )

    A. 在台面上推动滚筒   B. 粉刷

    C. 捏橡皮泥   D. 捡拾珠子

61. 改善手指精细活动的作业训练是 …………………………………… ( )

    A. 滚筒   B. 刺绣

C. 拉锯 D. 打篮球

62. 训练上下肢功能协调的的作业训练是 ………………………… （ ）

A. 套圈 B. 拉锯

C. 砂磨板 D. 缝纫

63. 增强社会交往的作业训练是 ………………………………… （ ）

A. 集体游戏 B. 音乐欣赏

C. 养鱼 D. 插花

64. 对功能障碍患者最重要的作业训练是 ……………………… （ ）

A. 床上训练 B. 进食训练

C. 日常生活活动能力训练 D. 职业技能训练

65. 镇静情绪的作业训练是 ……………………………………… （ ）

A. 打扫庭院 B. 集体游戏

C. 欣赏音乐 D. 捏橡皮泥

66. 以下哪种疾病不适宜选用按摩疗法 ………………………… （ ）

A. 骨折后功能障碍者 B. 偏瘫、截瘫

C. 颈肩腰腿痛 D. 严重的骨质疏松症

67. 以下关于按摩手法的描述,错误的是 ……………………… （ ）

A. 抖法是用双手握肢体远端做牵拉引导,使整个肢体呈波浪形起伏抖动

B. 搓法是用两手在肢体上相对用力进行快速搓揉,同时做上下往返运动

C. 揉法是以食、中、无名指指腹或手掌附着于体表一定部位上,做环形而有节奏抚摩的方法

D. 摇法是顺势轻巧地做各关节的旋转、绕环等被动运动的一种方法

68. 关节挛缩时肢体牵引的方向应是 …………………………… （ ）

A. 不引起疼痛的方向 B. 关节功能障碍的方向

C. 关节功能障碍的反方向 D. 舒适的方向

69. 引起脑出血的主要原因是 …………………………………… （ ）

A. 高血压 B. 脑血管畸形

C. 白血病 D. 颅内动脉瘤

70. 脑血管病床头柜应摆放在患者的 …………………………… （ ）

A. 患侧 B. 健侧 C. 左侧 D. 右侧

71. 脑卒中痉挛期时肢体痉挛的模式多为 ……………………… （ ）

A. 上肢屈肌痉挛,下肢屈肌痉挛 B. 上肢屈肌痉挛,下肢伸肌痉挛

    C. 上肢伸肌痉挛,下肢伸肌痉挛   D. 上肢伸肌痉挛,下肢屈肌痉挛

72. 为了保证患者上下轮椅安全,特别要注意 ……………………………（   ）

    A. 扶住轮椅   B. 踩住踏板

    C. 扶住患者   D. 刹住车闸

73. 脑卒中患者的偏瘫侧上肢多为 ……………………………………（   ）

    A. 僵硬挺直   B. 屈曲挎篮状

    C. 自然下垂   D. 僵硬屈曲

74. 偏瘫患者的步态多为 ………………………………………………（   ）

    A. 剪刀步态   B. 前冲步态

    C. 划圈步态   D. 蹒跚步态

75. 心肌梗死患者开始康复治疗护理的时间是 ………………………（   ）

    A. 急性期病情稳定后数天   B. 进入恢复期后一至两周

    C. 进入恢复期后三至四周   D. 进入恢复期后一至两个月

76. 慢性阻塞性肺疾病患者应着重进行 ………………………………（   ）

    A. 全身强壮性锻炼   B. 医疗体操

    C. 呼吸肌训练   D. 有氧训练

77. 进行呼吸训练每天至少要 …………………………………………（   ）

    A. 1 次   B. 2 次   C. 3 次   D. 4 次

78. 解决痉挛的最基本途径是 …………………………………………（   ）

    A. 维持关节正常活动范围训练   B. 电疗法

    C. 光疗法   D. 水疗法

79. 偏瘫患者患侧卧位患侧上肢摆放错误的是 ………………………（   ）

    A. 患侧肩胛带向前伸   B. 肘关节伸展

    C. 腕关节伸展   D. 手指屈曲

80. 不符合桥式运动训练要求的是 ……………………………………（   ）

    A. 仰卧位双腿屈膝   B. 上肢放于身体两侧

    C. 保持骨盆成水平位一段时间   D. 帮助臀部被动抬起

81. 偏瘫患者主动向健侧翻身动作中错误的是 ………………………（   ）

    A. 患者双手交叉向头的上方上举

    B. 双侧上肢伸展在头的上方做水平摆动

    C. 双上肢向健侧摆动的同时,利用惯性将躯干上部向健侧旋转

    D. 健足置于患足上方

82. 哪项不是脑血管疾病早期摆放的良姿位

A. 仰卧位   B. 俯卧位

C. 健侧卧位   D. 患侧卧位

83. 以下哪项不是摆放良姿位的目的 ……………………………… （　　）

A. 防止对抗痉挛姿势的出现   B. 早期诱发分离运动

C. 预防压疮   D. 发挥残余功能

84. ADL 恢复依发育顺序应先训练的是 ……………………… （　　）

A. 进食   B. 更衣

C. 洗漱   D. 如厕

85. 关于偏瘫患者穿衣活动的描述,错误的是 ………………… （　　）

A. 穿衣过程中应省力、不出现过度用力和联合反应

B. 训练程序中不包括穿前准备衣服以及脱下后把衣服放好

C. 平衡功能差的患者应选择在床边或床上完成

D. 衣服尺寸要宽大

86. 下列哪一个是误用综合征 …………………………………… （　　）

A. 异常步态   B. 褥疮

C. 肺部感染   D. 挛缩

87. 以下哪项不是帕金森病的临床特征 ………………………… （　　）

A. 震颤   B. 肌强直

C. 运动快速   D. 姿势步态异常

88. 以下关于帕金森病步态训练,错误的是 …………………… （　　）

A. 起步时足尖要尽量抬高   B. 先足尖着地,再足跟着地

C. 跨步尽量慢而大   D. 两上肢尽量在行走时作前后摆动

89. 慢性阻塞性肺病康复治疗的主要目的为 …………………… （　　）

A. 肋间内肌活动   B. 腹肌活动

C. 膈肌活动   D. 辅助呼吸肌活动

90. 坐位进行颈椎牵引时头的位置一般应 ……………………… （　　）

A. 前屈 $10°\sim20°$ B. 前屈 $30°\sim40°$

C. 前屈 $50°\sim60°$ D. 直立

91. 对于颈椎病患者,颈背肌锻炼 ……………………………… （　　）

A. 各型均适合   B. 只适用于脊髓型

C. 只适用于神经根型   D. 只适用于椎动脉型

92. 颈部旋转活动以下哪一型需慎用 ……………………………………（　　）

A. 神经根型　　　　　　　　　B. 椎动脉型

C. 交感型　　　　　　　　　　D. 脊髓型

93. 适宜的枕高为 ………………………………………………………（　　）

A. 10～12 厘米　　　　　　　　B. 10～20 厘米

C. 20～30 厘米　　　　　　　　D. 15～25 厘米

94. 颈椎牵引慎用于 ……………………………………………………（　　）

A. 神经根型　　　　　　　　　B. 椎动脉型

C. 交感型　　　　　　　　　　D. 脊髓型

95. 有关肩关节周围炎病情的描述不正确的是 ……………………（　　）

A. 能自愈　　　　　　　　　　B. 肩痛

C. 关节活动受限　　　　　　　D. 常伴有手指麻木感

96. 最容易发生习惯性脱位的是 ………………………………………（　　）

A. 肩关节　　　　　　　　　　B. 膝关节

C. 肘关节　　　　　　　　　　D. 髋关节

97. 患肩关节周围炎时肩部运动可能达到什么作用 ………………（　　）

A. 加重疼痛　　　　　　　　　B. 加重粘连

C. 加大关节活动范围　　　　　D. 加重损伤

98. 腰椎间盘突出症急性期的首选疗法是 …………………………（　　）

A. 针灸按摩　　　　　　　　　B. 物理治疗

C. 绝对卧床　　　　　　　　　D. 牵引疗法

99. 一女性肩周炎患者,在不同时期其康复护理措施不同,以下错误的是

………………………………………………………………………（　　）

A. 急性期消炎止痛、缓解肌肉痉挛、改善血液循环

B. 恢复期防止患肩过多活动,改善血液循环

C. 粘连期防止肌肉萎缩、肌力减退、松懈关节粘连

D. 缓解期恢复关节功能,继续运动疗法

100. 腰椎间盘突出症患者连续使用腰围最长不宜超过 ……………（　　）

A. 1 周　　　　　　　　　　　B. 1 个月

C. 2 个月　　　　　　　　　　D. 3 个月

101. 腰椎牵引的牵引力一般应为体重的 ……………………………（　　）

A. <50%　　　　　　　　　　　B. 50%～80%

C. 80%～100%　　　　　　　　D. 100%～120%

102. 腰椎间盘突出症患者特别推荐的运动方式是 ……………………（　　）

A. 步行　　　　　　　　　　　B. 慢跑

C. 登山　　　　　　　　　　　D. 游泳

103. 高血压患者适宜下列哪项运动 ……………………………………（　　）

A. 举重　　　　　　　　　　　B. 引体向上

C. 跑步　　　　　　　　　　　D. 俯卧撑

104. 冠心病患者运动锻炼出现气促、眩晕等症状时,应将其运动量调整为

……………………………………………………………………（　　）

A. 减少运动量　　　　　　　　B. 停止运动

C. 维持运动量数天再作观察　　D. 休息一周

105. 糖尿病患者的康复治疗方法为 ………………………………………（　　）

A. 药物疗法　　　　　　　　　B. 饮食疗法

C. 运动疗法　　　　　　　　　D. 综合治疗

106. 下列关于糖尿病患者饮食护理正确的是 ……………………………（　　）

A. 病情轻者可以不用饮食护理　B. 有并发症者不用饮食护理

C. 用药治疗时,可不用饮食护理　D. 不论病情轻重都需要饮食护理

107. 长期运动对运动器官的作用,错误的是 ……………………………（　　）

A. 预防骨质疏松　　　　　　　B. 减少关节滑液分泌

C. 增强肌力和耐力　　　　　　D. 改善关节活动范围

108. 慢阻肺患者平地步行不足百步即有气短,日常生活能力评估属于

……………………………………………………………………（　　）

A. 1 级　　　　B. 2 级　　　　C. 3 级　　　　D. 4 级

109. 下列关于冠心病Ⅲ期康复的基本原则,错误的是 …………………（　　）

A. 坚持床上活动　　　　　　　B. 循序渐进

C. 持之以恒　　　　　　　　　D. 提高兴趣性

110. 评价糖尿病患者的血糖控制方案的金标准是 ………………………（　　）

A. 空腹血糖　　　　　　　　　B. 随机血糖

C. 餐后 2 小时血糖　　　　　　D. 糖化血红蛋白

二、判断题(对下列每一小题,认为正确的打√、错误的打×)

（　　）1. 急性伤病后及手术后的患者,不是康复护理的对象。

（　）2. 康复护理要注重实用性,功能训练的内容尽量与患者的日常生活活动相结合。

（　）3. 康复护理既不是医疗后的延续,也不是临床护理的重复,应早期介入。

（　）4. 临床护理和康复护理的目的相同,都是配合医生抢救生命、治愈疾病。

（　）5. 目前"替代护理"仍是康复护理的主要措施。

（　）6. 肌力 4～5 级时,康复训练应由被动运动转为主动运动。

（　）7. 脑血管意外造成偏瘫,明显影响了患者行走、吃饭、穿衣等日常生活活动属失能。

（　）8. 支撑相是指足跟接触地面和承受重力的时相,占步行周期的 40%。

（　）9. 手法肌力测定既能评定肌力,又能评定耐力。

（　）10. 主动关节活动范围是指被检查者做肌肉随意收缩时带动相应关节的活动范围。

（　）11. Barthel 指数评定是目前临床应用最广、研究最多的一种 ADL 评估方法。

（　）12. Barthel 指数评定得 100 分说明患者已具备独立生活能力。

（　）13. ADL 家务劳动方面的内容包括购物、备餐、洗衣、照顾孩子、使用家用电器等。

（　）14. 髋关节可以屈伸、内收外展、内旋外旋,是全身关节活动度最大的关节。

（　）15. 能促进手指精细活动功能训练的作业活动有弹琴、刺绣、编织等。

（　）16. 肱二头肌收缩是离心性等张运动。

（　）17. 沙袋、哑铃主要用来抗阻训练,增强肌力。

（　）18. 常用的各种医疗体操属于关节被动运动。

（　）19. 运动量大、重复次数少的运动主要是训练肌肉的耐力。

（　）20. 在有保护的前提下,自主地进行前后、左右、上下各方向的移动称自动态平衡。

（　）21. 坐位到立位的起立训练前提是已经能坐位静态或动态平衡。

（　）22. 四点步法适用于一腿不能负重者,三点步法适用于腿软弱无力者。

( )23. 作业训练一般每天一次,每次 20～40 分钟。

( )24. 中医康复也是康复治疗技术的五大支柱之一。

( )25. 假肢装配后只要穿着舒适即可,不必进行功能训练。

( )26. 广义的物理疗法包括运动疗法及其他物理因素的治疗。

( )27. 良姿位一般每 4 小时变换一次,以预防压疮、肺部感染和痉挛模式的发生。

( )28. 脑卒中患者多表现为一侧肢体的运动功能障碍,即偏瘫,是致死的重要原因之一。

( )29. 脑卒中软瘫期所有的主动训练都是在床上进行的。

( )30. 良姿位就是功能位,能预防和减轻上肢屈肌、下肢伸肌的典型痉挛模式的出现和发生。

( )31. 桥式运动能增强患侧伸跨屈膝肌的练习,避免患者今后行走时出现偏瘫步态。

( )32. 颈椎病牵引治疗的角度与病变无关。

( )33. 帕金森病患者行走时起步困难,一旦迈步不能及时停止或转弯,呈"痉挛步态"。

( )34. 帕金森病患者步态训练的关键是:抬高腿、跨步大、摆动上肢。

( )35. 帕金森病患者训练中避免抗阻,因抗阻运动容易引起肌紧张,对康复不利。

( )36. 吸烟、饮酒、肥胖是引起慢性阻塞性肺病的主要危险因素。

( )37. 高血压患者不遵循医嘱执行个体化治疗方案也是重要的危险因素。

( )38. 颈椎牵引可用于除脊髓型以外的各型颈椎病,对神经根型效果尤佳。

( )39. 适宜的枕高为 10～20 厘米,可确保仰卧或侧卧时颈椎的正常生理曲度。

( )40. 颈围的使用适用于颈椎病急性发作的患者,故起床活动时或卧床时都需要戴。

( )41. 颈椎病康复操可改善患者颈部的血液循环,松懈粘连和痉挛的软组织,增强颈部肌力。

（　）42. 腰椎间盘突出症最易发生部位是第 4～第 5 腰椎及第 5 腰椎～第 1 骶椎之间，占 50% 以上。

（　）43. 腰椎间盘突出症急性期卧硬板床两周以上，期间一直需要腰围保护腰部。

（　）44. 腰椎间盘突出症急性发作后 3 个月内不做弯腰持物动作，必须搬运重物时，宁推勿拉。

（　）45. 肩周炎是肩关节周围炎的简称；50 岁以上中老年人易患，故称"五十肩"。

（　）46. 肩周炎主要表现为肩周部疼痛，日重夜轻，伴有一定程度活动功能受限。

（　）47. 糖尿病综合疗法包括饮食疗法、运动疗法、药物疗法、糖尿病监测及糖尿病宣教。

（　）48. 糖尿病的临床表现为多食、多饮、多尿、消瘦无力，即"三多一少"症状。

（　）49. 糖尿病患者运动过程中感到头昏、胸闷、心慌，应立即进食，减少或停止运动。

（　）50. 科学合理的饮食结构是预防和治疗骨质疏松症的基础。

练习题参考答案

一、单项选择题

1. D　2. A　3. C　4. C　5. C　6. A　7. B　8. A　9. B　10. C
11. A　12. B　13. B　14. C　15. C　16. C　17. D　18. A　19. B　20. B
21. C　22. B　23. A　24. A　25. C　26. B　27. C　28. B　29. D　30. D
31. C　32. B　33. C　34. D　35. A　36. B　37. C　38. D　39. A　40. C
41. C　42. C　43. D　44. C　45. B　46. B　47. A　48. C　49. C　50. A
51. B　52. B　53. D　54. B　55. A　56. B　57. A　58. A　59. D　60. A
61. B　62. D　63. A　64. C　65. C　66. D　67. C　68. C　69. A　70. A
71. B　72. D　73. B　74. C　75. A　76. C　77. B　78. A　79. D　80. D
81. D　82. D　83. D　84. A　85. B　86. C　87. C　88. B　89. D　90. A
91. A　92. D　93. A　94. D　95. D　96. A　97. C　98. C　99. B　100. D

101. B　102. D　103. C　104. A　105. D　106. D　107. B　108. C

109. A　110. D

二、判断题

1. ×　2. √　3. √　4. ×　5. ×　6. ×　7. √　8. ×　9. ×　10. √

11. √　12. ×　13. √　14. ×　15. √　16. ×　17. √　18. ×　19. ×

20. √　21. √　22. ×　23. √　24. ×　25. ×　26. √　27. ×　28. ×

29. √　30. ×　31. √　32. ×　33. ×　34. √　35. √　36. ×　37. √

38. √　39. ×　40. ×　41. √　42. ×　43. ×　44. √　45. √　46. ×

47. √　48. √　49. ×　50. √

参 考 文 献

1. 周菊芝.康复护理学.杭州：浙江科学技术出版社,2004
2. 于靖.康复护理.北京：高等教育出版社,2005
3. 石凤英.康复护理学.北京：人民卫生出版社,2006
4. 李放.康复与保健.上海：上海科技教育出版社,2000
5. 周维金等.常见慢性病社区综合防治管理手册.康复指导分册.北京：人民卫生出版社,2007
6. ［日］大田仁史,三好春树.现代照护.赵红,周宇彤,李玉玲译.北京：北京科学技术出版社,2007
7. 贾春华.中医护理.北京：人民卫生出版社,2006
8. 王菊吾,章冬瑛.社区护理知识与技能.杭州：浙江大学出版社,2008
9. 燕铁斌.现代康复治疗学.广州：广东科学技术出版社,2004
10. 李忠泰.康复护理学.北京：人民卫生出版社,2004
11. 胡永善,戴红.社区康复.北京：人民卫生出版社,2001
12. 任小黄.社区康复护理.北京：人民卫生出版社,2002